약이 필요 없다!
내 몸의 자연치유 니시의학

내 몸의 자연치유 **니시의학**

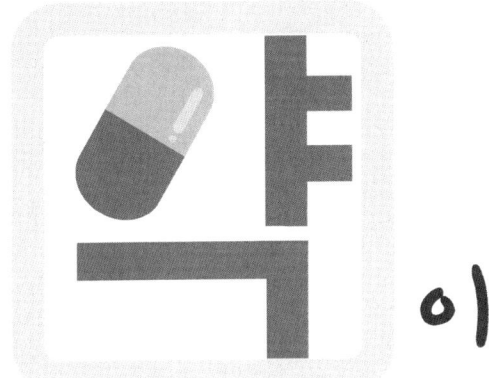

약이

필요 없다!

의학박사 **김진목** 교수(부산대학교병원 통합의학센터) 지음

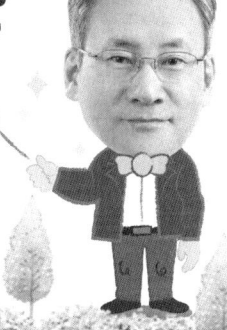

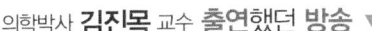

의학박사 **김진목** 교수 출연했던 방송 ▼
▶ TV조선 박종진 라이브쇼 「고혈압, 약이 필요 없다」
▶ KBS 생로병사의 비밀
▶ MBC 생방송 오늘 아침
▶ SBS 백세 건강시대
▶ EBS 다큐프라임
▶ MBN 천기누설
▶ SBS플러스 불편한 진실 메디컬X
▶ 채널A 닥터 지바고

서현사

프롤로그 | 내 몸은 내가 치료한다

누구나 건강을 유지하기 위해 저마다 노력을 하지만 실제로 건강한 사람은 그리 많지 않다. 건강을 유지하기 위한 방법에 문제가 있음에 틀림없다. 필자는 40대 때 여러 만성질환으로 고생을 했다. 건선과 아토피를 앓은 데다 간염 보균자였다. 간염은 다른 사람에게 전염시킬 수 있을 뿐 아니라 만성 간염, 간경변증, 간암까지 진행될 수 있기 때문에 특별히 주의해야 한다. 스트레스, 육식, 패스트푸드 등의 원인으로 발병하는 만성 피부질환인 건선 역시 치료가 어려워서 평생 관리해야 하는 까다로운 질환이었다. 나이가 들면서 생긴 아토피는 조금만 음식을 주의하지 않으면 이내 얼굴과 목에 붉게 솟아오르고 간지러워서 대인관계조차 힘들 정도였다. 동료 전문의로부터 처방받아 약을 먹거나 바르면 증상이 감쪽같이 사라졌다. 하지만 얼마 후 약효가 떨어지면 곧바로 증상이 다시 나타나므로 도저히 약을 끊을 수 없이 10년 넘게 약의 노예로 살았다.

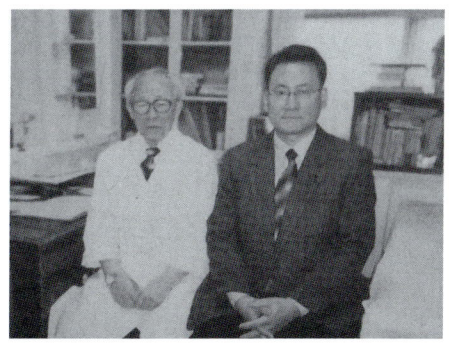

니시의학의 권위자 와타나베 쇼 박사와 함께(2002)

그러던 중 '니시의학(西医學)'이라는 자연의학을 알고 일본 도쿄의 와타나베 쇼(度邊正) 박사를 만나 니시의학을 지도받은 이후 필자의 삶에 놀라운 변화가 찾아왔다. 불과 일주일 만에 아토피는 작별을 고했고, 약 6개월 만에 건선도 완치되었으며, 간염에 대한 면역이 생겼다. 약 한번 쓰지 않고 아토피 증상이 없어진 것도 놀라운데, 난치병인 건선이 완치되고 간염에 대한 항체가 생겼다는 것은 필자가 직접 체험하고도 믿기지 않을 정도였다. 필자가 한 일이라고는 식습관과 생활습관을 바꾼 것이 전부였는데 말이다.

건강을 유지하기 위한 방법은 나라마다 큰 차이가 있다. 미국인은 틈만 나면 조깅을 하고, 주말이면 가족이나 친구끼리 모여서 야구나 미식축구를 즐기는 것을 보면 주로 운동에서 그 해답을 찾는 것 같다. 일본인은 예로부터 소식(小食)을 실천하기 때문에 세계적으로 장수국가로 알려져 있다. 반면 우리나라 사람들은 식사나 운동은 하지 못하더라도 보약으로 건강을 챙기려는 경향이 강하다. 그리고 몸에 좋다는 소문만 났다 하면 무엇이든 가리지 않고 먹고 보는 욕심이 있다. 이 중에 어느 것이 가장 효과적인 건강비결일까? 아마 보약을 정답으로 생각하는 사람은 없을 것이다. 그렇다면 운동과 소식 중 어느 것이 더 효과적일까?

이것을 미국 텍사스주립대학 노인학과 주임교수였던 유병팔 박사가 과학적으로 입증했다. 쥐를 대상으로 한 실험에서 먹이를 15%, 20%, 40% 줄여서 먹였는데 40%를 줄여 먹인 쥐가 수명이 가장 길었다. 이 실험을 통해 소식이야말로 건강을 증진하고 수명을 연장시키는 것으로 나타났으며 소식의 양은 보통 식사의 40%를 줄였을 때 가장 효과적이라는 결과가 나왔다. 유병팔 박사 이후에도 건강 유지의 비결을 찾기 위한 많은 연구들이 이루어졌는데 그 결과, 소식이 단연 으뜸이고, 운동과 영양 등의 순으로 나타났다.

소식은 그냥 적게만 먹는 것이 아니라 무엇을 어떻게 먹을 것인가 하는 영양학적 문제가 있다. 그리고 소식과 운동을 잘하더라도 의식주를 통해 끊임없이 들어오는 독소를 제대로 해독시켜주지 못한다면 건강 유지가 힘들 것이다. 육체적으로 아무리 완벽하게 관리하더라도 정신적인 요소를 무시할 수 없고, 생활습관과 정기적인 건강검진 역시 중요하다.

결국 건강 유지와 장수의 기본 조건은 마음, 소식, 영양, 해독, 운동, 습관, 검진 등 일곱 가지이며, 이들을 잘 지킨다면 누구라도 건강하고 활기차게 무병장수할 수 있을 것이다. 이 일곱 가지는 '니시의학'의 핵심이다. 이 책에서는 이 일곱 가지 핵심사항을 중심으로 니시의학에 대해 살펴볼 것이다.

먼저 제1장 마음에서는 건강 유지에 있어 마음이 왜 중요한지, 그리고 건강을 유지하기 위한 마음관리법에 대해 설명한다. 제2장 소식에서는 건강 장수의 기본인 소식에 대해 설명하고, 여러 가지 다양한 방법들을 소개한다. 제3장 영양에서는 영양에 대한 최근 지식에 대해 설명하고 건강을 해치는 식품들에 대해 언급한다. 제4장 해독에서는 독소가 무엇인지, 해독을 어떻게 해야 하는지 등에 대해 자세하게 설명한다. 제5장 운동에서는 운동에 대한 잘못된 상식을 바로잡고, 건강 유지를 위해 알아야 할 내용과 니시의학의 운동법칙에 대해 설명한다. 제6장 습관에서는 금연, 금주, 손 씻기 등 건강 유지에 필수적인 생활습관과 목욕법에 대해 설명한다. 제7장 건강검진에서는 우리가 잘못 알고 있는 건강 상식을 바로잡고, 건강 유지를 위해 유의해야 할 사항들에 대해 설명한다. 제8장 니시의학의 이론적 배경과 작용기전에서는 니시의학이 임상적 효과는 매우 뛰어나지만 그 이론적 근거가 미비한 경향이 있었는데, 최근 소개되는 과학적 연구들에서 니시의학의 이론적 배경이 되는 사실들이 많은 것을 증명한다. 또한 현대의학의 관점에서 밝힌 니시의학의 작용기전에 대해 설명한다. 제9장 현대의학과의 병행 및 임상활용에서는 실제로 단식을 시도할 때의 구체적인 방법에 대해 기술하고, 암에 대한 현대의학적 표준치료 종결 후 효과적인 생활관리법을 교육하는 '항암 후 학교'에 대해 소개한다. 마지막으로 제10장 통합의학에서는 현대의학의 문제점뿐만 아니라 대체의학의 한계점에 대해 객관적인 시각으로 비교 설명하고, 현대의학과 대체의학을 병행 치료하는 통합의학에 대해 설명한다.

2015년
저자 김진목

니시 카츠조와 니시의학

어린 시절부터 병약했던 니시 카츠조(西勝造) 선생은 스무 살밖에 살지 못할 것이라는 시한부 선고를 받았다. 의사가 시키는 대로 성실하게 따랐는데도 병이 심해지자 니시 선생은 회의에 빠질 수밖에 없었다. 결국 니시 선생은 열여섯 살이 되면서부터 의사가 말한 것과 반대로 행동하기 시작했다.

와타나베 쇼 박사의 《니시건강법》에 따르면, 니시 선생은 만성 설사에 시달렸는데, 끓인 물을 먹으라는 의사의 처방 대신 반대로 생수를 먹었다. 그러자 설사가 점차 멎더니 완전히 나았다. 이런 식으로 자신만의 건강법을 발견하면서 니시 선생은 세계 각국의 의서와 문헌을 연구했다. 새로운 건강법을 발견하면 직접 시도해보면서 검증했고, 그러는 동안 니시 선생은 점차 건강을 회복했다. 1927년 니시 선생은 자신이 창안한 건강법을 세상에 발표했고, 현대의학을 전공한 수많은 의사들의 지지를 받으면서 '니시의학(西医學)'으로 확립되었다.

니시의학은 약으로 병을 낫게 하는 것이 아니라 내 몸의 자연 치유력에 중점을 둔다. 긍정적으로 마음먹고, 운동으로 신체를 단련하며, 좋은 음식을 적당량 먹는 것만으로도 충분히 건강을 유지할 수 있다는 것이다. 마음먹기에 따라 얼마든지 건강한 육체를 만들 수 있으며, 냉온욕과 풍욕 등으로 온몸의 기를 원활하게 한다. 또한 생채소식, 생수 등 자연식을 먹어 영양을 공급하고, 붕어운동과 모관운동 등을 통해 내 몸의 뒤틀린 뼈들을 교정하고, 혈액순환을 원활하게 하며, 사지를 튼튼히 한다. 결국 니시의학은 병원과 약에만 의존하지 않고, 내 몸은 내가 지키는 건강비법이다.

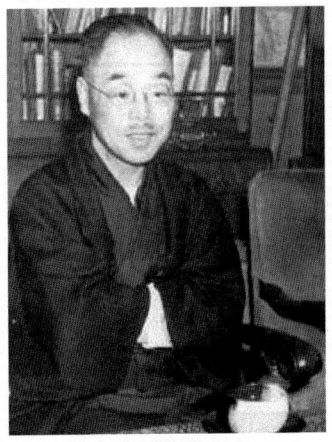

니시 카츠조(西勝造, 1884~1959)

| 프롤로그 | 내 몸은 내가 치료한다 | 5 |
| 니시 카츠조와 니시의학 | 9 |

Chapter_ 1
마 음   19

- 1. 마음가짐의 기적   19
- 2. NK세포와 웃음의 비밀   20
- 3. 암이 준 행복   22
- 4. 치유력을 발휘하는 봉사   24
- 5. 만병의 근원 스트레스   25
- 6. 명상 치유, 심상유도법   29
- 7. 니시의학 치료 사례   30
    - 1) 위암 말기 극복(전○○, 54세, 여자) · 30
    - 2) 폐암 말기 극복(박○○, 56세, 여자) · 33
- 8. 니시의학으로 마음 다스리기   34
    - 1) 올바른 마음가짐 · 34
    - 2) 스트레스를 조절하는 25분 냉욕법 · 35
    - 3) 약손을 만드는 40분 합장법 · 35

Chapter_ 2
소 식   39

- 1. 건강 장수의 기본, 소식   39
- 2. 만병 치유법, 단식   40
- 3. 매일 단식하는 효과, 아침식사 폐지   43
- 4. 항상성과 저열량식   47
- 5. 1일 1식 vs 1일 5식   48

6. 니시의학 치료 사례   50
    1) 심장병 치료(미쯔이 준, 70세, 남자) · 50
    2) 니시의학이 내게 준 행복(내과전문의 치료 사례) · 52

7. 니시의학의 소식   54
    1) 당뇨, 고지혈증, 아토피에 좋은 생채소식 · 54
    2) 변비를 해결하는 마그밀 · 57

Chapter_ 3
영양   61

1. 6대 영양소   61
2. 성인병을 부르는 잘못된 식습관   63
3. 패스트푸드와 식품첨가물   64
4. 건강을 해치는 5백 식품   66
5. 암을 유발하는 5대 식품   67
6. 섬유질의 중요성   70
7. 포텐거의 고양이   71
8. 니시의학 치료 사례   74
    1) 아토피에서 벗어나다(박○○, 60세, 여자) · 74
    2) 항암치료 후유증 극복(이○○, 44세, 여자) · 76
9. 니시의학으로 영양 바로잡기   77
    1) 현미밥과 균형식 · 77
    2) 감잎차와 생수 · 78

Chapter_ 4
해 독   81

1. 내독소와 외독소   81
2. 잔류성 유기오염물질   82
3. 화학물질의 축적을 초래하는 먹이사슬   85
4. 공해천국   87
5. 열량과 영양   90
6. 해독주스   90
7. 혈관청소, 킬레이션   93
8. 니시의학 치료 사례   96
   1) 베체트병 완쾌(홍○○, 40세, 여자) · 96
   2) 비인두암 치유(장○○, 47세, 여자) · 97
9. 니시의학에서의 해독   98
   1) 관장 & 세장 · 98
   2) 피부 호흡에 좋은 풍욕(대기요법) · 102

Chapter_ 5
운 동   107

1. 유산소운동과 무산소운동   107
2. 걷기는 건강의 기본   109
3. 운동에 관한 잘못된 상식과 진실   112
   1) 좋은 체격을 갖기 위해서는 유산소운동이 더 효과적이다 · 112
   2) 운동을 하면 어떤 음식을 먹어도 괜찮다 · 113
   3) 여자가 웨이트 트레이닝을 하면 몸집이 커진다 · 114
   4) 운동 시간이 길면 길수록 좋다 · 114
   5) 근육은 운동하는 동안 자란다 · 115

6) 체중을 줄이려면 음식섭취량을 줄여라 · 116
   7) 관절에 이상이 있으면 반드시 쉬어야 한다 · 117

4. 4대 건강원칙   118
5. 6대 운동법칙   119
6. 과도한 운동은 건강을 해친다   120
7. 비만의 운동요법   121
8. 니시의학 치료 사례   122
   1) 뇌졸중 회복(최○○, 69세, 남자) · 122
   2) 한 달 만에 15킬로그램 감량(유○○, 17세, 여자) · 124
9. 니시의학에서의 운동   125
   1) 척추교정과 장에 좋은 붕어운동 · 125
   2) 심장, 신장 기능을 강화하는 모관운동 · 127
   3) 하반신을 튼튼히 하는 합장합척운동 · 128
   4) 마음을 편안하게 하는 배복운동 · 129
   5) 질병을 치료하는 발목운동 · 133
   6) 전신의 혈액순환을 돕는 발목펌프운동 · 135

Chapter_ 6
습 관   139

1. 타이타닉호와 빙산   139
2. 암을 막는 잠   140
3. 백해무익한 흡연   142
4. 음주의 영향   144
5. 대사증후군   147
6. 건강, 마음먹기 달렸다   150
7. 항생제보다 뛰어난 손 씻기   151

8. 니시의학 치료 사례 — 153
　1) 관절염 해방(김○○, 71세, 여자) · 153
　2) 암, 당뇨병, 고혈압 극복(상○○, 61세, 남자) · 154

9. 니시의학으로 올바른 습관 붙이기 — 155
　1) 신경통, 류머티스에 좋은 냉온욕 · 155
　2) 면역기능을 향상시키는 족욕 · 157
　3) 척추를 교정하는 평상 · 159
　4) 목디스크에 효과적인 경침 · 160

Chapter_ 7
건강검진 — 165

1. 잘못 알고 있는 건강 상식 — 165
　1) 양약은 부작용이 있지만 한약과 생약은 괜찮다 · 165
　2) 저혈압이 고혈압보다 위험하다 · 166
　3) 고혈압은 한번 약을 쓰면 평생 써야 한다 · 168
　4) 단것을 많이 먹으면 당뇨병이 생긴다 · 169
　5) 나이 먹으면서 혈압이 올라가는 것은 정상이다 · 171
　6) 큰 병원이 좋은 병원이다 · 172
　7) 금연으로 스트레스 받는 것보다 흡연이 더 낫다 · 174
　8) 콜레스테롤 수치는 낮을수록 좋다 · 175
　9) 어지러운 건 빈혈 때문이다 · 177

2. 성인 대부분 작은 종양이 있다 — 178
3. 암 걸릴 확률 — 180
4. 나이를 가리지 않고 찾아오는 뇌졸중 — 181
5. 풍치의 예방과 올바른 대처법 — 185
6. 3대 건강수치를 체크하자 — 187
7. 가장 많은 암의 원인, 감염 — 189

8. 니시의학 치료 사례 190
      1) 유방암 완치(박○○, 52세, 여자) · 190
      2) 대장암 극복(최○○, 33세, 남자) · 192
   9. 니시의학의 활용 194
      1) 뇌졸중의 극복 · 194
      2) 암 관리 · 195

Chapter_ 8
니시의학의 이론적 배경과 작용기전 199
   1. 항상성 199
   2. 새는 장 증후군 200
   3. 해독요법 201
   4. 영양요법 202
   5. 기능의학 203
   6. 심신의학 204
   7. 4대 건강원칙과 6대 운동법칙 205
   8. 증상즉요법(증상=요법)의 원칙 206
   9. 혈액순환의 원리 207

Chapter_ 9
현대의학과의 병행 및 임상활용 211
   1. 운동요법 211
   2. 온열요법 211
   3. 단식의 실제 215
      1) 단식의 준비 · 216

2) 단식 프로그램의 계획 · 217
   3) 단식 중 실천사항 · 218
  4. 항암 후 학교   221

Chapter_ 10
통합의학   227
  1. 내 기억 속의 두 환자   227
  2. 현대의학의 한계   230
  3. 현대의학의 과오   233
  4. 현대의학의 부작용   235
  5. 대체의학의 한계   242
  6. 자연의학   243
  7. 위험한 의학 현명한 치료   243
  8. 통합의학   245
  9. 통합 암 치료   246
  10. 통합 암 치료 로드맵   247

에필로그 | 최적의 건강을 유지하는 니시의학   253

Chapter_ 1
마음

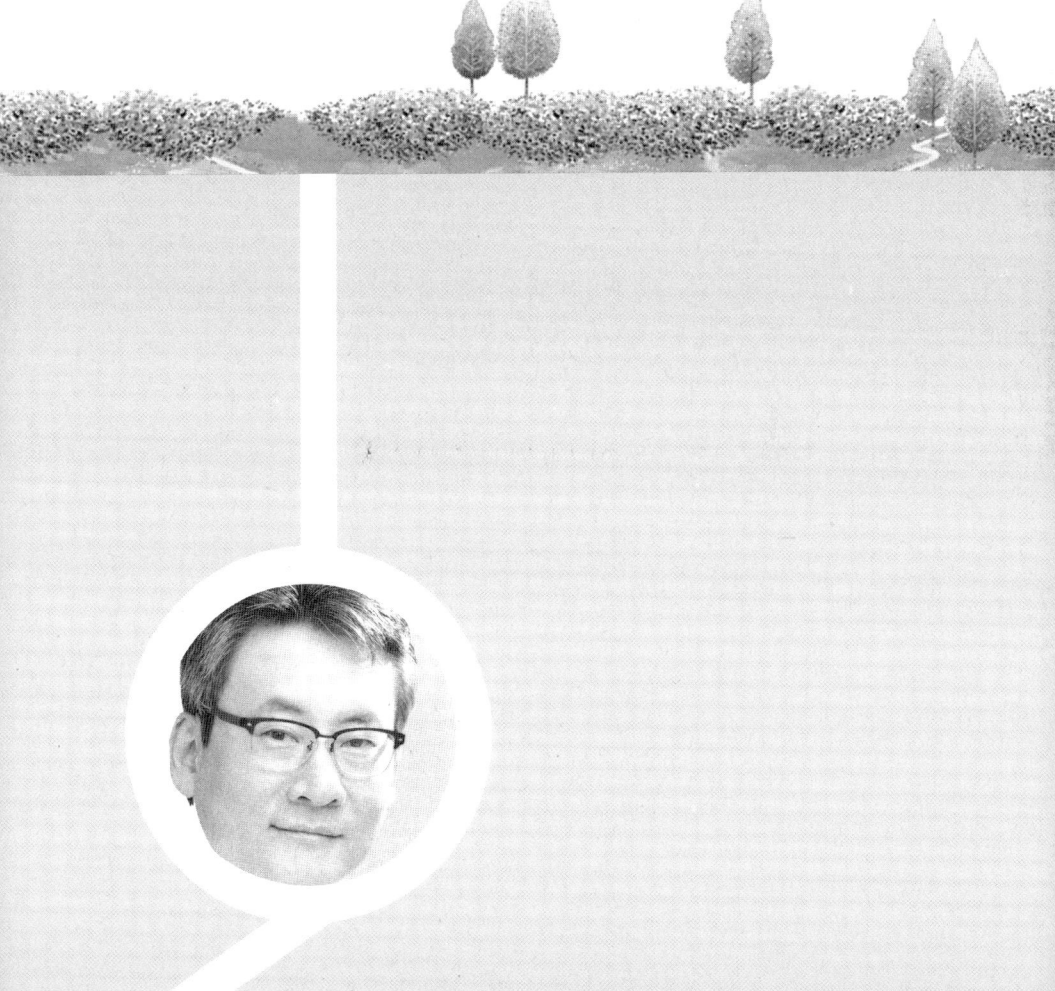

Chapter_ 1
마음

1. 마음가짐의 기적

 니시 선생은 건강을 위한 조건으로 바른 정신을 강조했다. 정신이 건강하면 인체의 면역력을 높여주고, 신체적으로 건강하면 우리의 마음도 평안해진다. 따라서 항상 긍정적인 마음가짐을 갖는 것이 중요하다.

 네덜란드 의사 베르하이트는 임종할 때 건강에 대한 숨은 비법이라고 하면서 700페이지에 달하는 유서를 남겼다. 유족들이 그것을 열어 보니 전부 백지이고 마지막 한 페이지에 이런 말이 쓰여 있었다. "머리는 차게, 발은 따뜻하게, 밥은 자기 양보다 약간 적게 먹어라."

 몸에 좋다는 건강식품과 보약이 수백, 수천 가지가 난무하지만 실제로 건강을 유지하는 비결은 이처럼 아주 간단하다. 그런데도 현대인은 이런저런 이유로 이 간단한 수칙마저 제대로 지키지 못하기 때문에 건강을 해치는 것이다. 즉 과도한 음주나 흡연, 심한 스트레스에 시달려 몸에 이상이 와도 사람들은 건전한 생활습관을 회복하려는 노력보다는 타성에 젖어 끝내 몸을 망치고 만다.

 이런 의미에서 우리가 겪는 온갖 질병은 결국 '마음가짐'에서 비롯된다고 할 수 있다. 풍요로운 건강을 누리기 위해서는 마음가짐을 올바르게 갖는 것이 가장 중요하다. 마음의 힘은 모든 고통을 극복하고, 모든 질병을 치료하며, 마침내 건강을 되찾아 풍요로운 삶을 창조하도록 한다. 마음을 건강과 치료에 집중하려면 치료를 위한 창조적인 시각화가 필요하다. 하루에 세 번, 적어도 15분은 치료를 위한 시각화(심상유도법)를 한다. 그리고 "나는 매일 건강해지고 있다." 등 자신만의 치료 선언문을 작성해서 매일 아침, 점심, 저녁에 반복해서 읽는다.

마음가짐 외에도 호흡, 운동, 영양, 자세, 휴식과 이완 등이 건강한 생활을 하는 데 필수적이다. 최근에는 웃음이 우리 몸의 면역시스템을 강화하고 장과 복부의 활동을 강화해 질병을 치유한다고 한다. 웃음 역시 몸의 건강을 위해 생활화해야 한다.

2. NK세포와 웃음의 비밀

우리말로는 '자연살상 세포'라고 부르는 NK(Natural killer cell)세포는 인체의 수많은 면역세포 중 하나다. 말 그대로 암세포 등 우리 몸에 해로운 세포나 바이러스를 스스로 찾아서 죽이는 역할을 한다. 웃음이 암 극복에 도움이 되는 가장 큰 이유는 바로 NK세포가 웃을 때 활성화되기 때문이다. 일본 오사카대학 의대 이와세 박사팀은 웃음이 암과 같은 난치병의 치료에 큰 기여를 한다는 사실을 과학적으로 증명하기 위해 환자들에게 텔레비전 프로그램을 보고 크게 웃게 한 후 NK세포의 활성도 변화를 측정했다. 먼저 환자들의 혈액을 채취해서 NK세포의 활성도를 체크하고, 코미디 프로그램을 보여줘 환자들을 웃게 만든 후 다시 혈액을 채취해 NK세포의 활성도를 측정했다. 두 번째 실험에서는 웃음이 유발되지 않는 교양 프로그램을 보게 한 후 NK세포의 활성도를 관찰했다. 두 실험의 결과는 놀라웠다. 코미디 프로그램을 보고 크게 웃은 환자들의 NK세포 활성도가 약 3% 높아진 반면 교양 프로그램을 보고 웃지 않은 환자들의 NK세포 활성도 수치는 2% 이상 낮아졌다.

미국 로마린다대학 의대 연구팀도 비슷한 실험을 했는데, 그

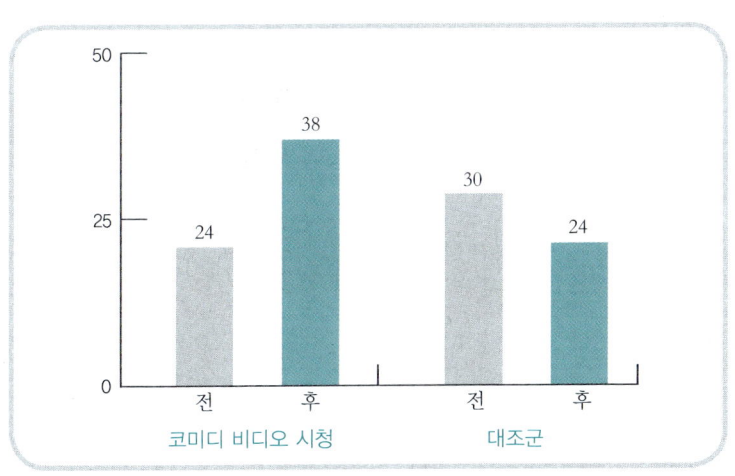

NK세포 활성도

※출처: 로마린다 의대

결과는 일본 이와세 박사팀보다 더 뚜렷한 차이를 보였다. 코미디 비디오를 보고 웃음을 터뜨린 환자들의 NK세포가 무려 14%나 활성화되었고, 웃지 않은 환자들의 NK세포 활성도는 6% 떨어졌다.

사실 웃는 것이 질병 치료에 도움이 된다는 말은 오래전부터 있었지만 과학적으로 뒷받침되지는 못했는데, 이제 웃음의 비밀을 과학적으로 증명하는 연구결과들이 이어지고 있다. 이와세 박사는 자신의 연구를 이렇게 결론지었다. "웃음으로 NK세포의 활성도가 높아진다는 것은 분명히 바이러스와 암세포에 대한 인체의 면역기능과 관련이 있다. 즉 웃음이 감기에 걸리지 않거나 빨리 낫게 하고, 암의 예방과 연결될 가능성이 있다고 볼 수 있는 것이다."

3. 암이 준 행복

《암이 내게 행복을 주었다》라는 책 제목을 본 사람이라면 모두 의아해 할 것이다. 육신에 고통을 주고 사랑하는 사람과 이별하는 정신적 고통을 주는 암이 어떻게 행복을 준단 말인가.

시한부 생을 선고받은 말기 암환자 중에서 어느 날 갑자기 암이 사라지는 경우가 간혹 있다. 이 같은 현상을 과학적으로 설명할 수 없어서 '자연퇴축'이라고 일컫는데, 이 책에는 자연퇴축을 경험한 많은 사람들이 등장한다. 암환자 대부분은 암이 초래될 수밖에 없을 정도로 마음의 상처나 억압에 오래도록 시달리고 있다.

부모님과의 갈등일 수도 있고, 부부간이나 친구와의 갈등일 수도 있다. 이렇게 해결되지 못한 마음의 앙금 때문에 육신이 병들고, 급기야 암까지 걸리는 것이다. 그리고 부정적인 마음 때문에 치료 결과 또한 좋지 않아 말기로 치달을 수밖에 없다.

그런데 암환자 중에 드물게 마음을 비우는 경우가 있다. 죽음을 예측하면서 아집의 끈을 놓고, 자신을 병들게 했던 사람들을 오히려 용서하며 대화를 청한다. 이렇게 마음을 비우고 상처를 잊은 사람들에게서 놀라운 자연퇴축의 현상들이 일어난다. 마음을 비우고 갈등을 해소하면서 그 누구와도 잘 융합하며 긍정적인 삶을 살면서 육신의 병이 치유된 것이다. 결국 암이 그들에게 행복을 준 것이나 다름없다.

질병을 극복하기 위해서는 생활환경의 개선, 식습관과 생활습관의 변화, 그리고 적절한 진단과 치료가 중요하지만 가장 중요한 것은 마음이다. 다른 어떤 요소들보다 긍정적이며 낙천적인 사고가 매우 중요하며, 병원에서 이루어지는 치료에 대해 절대적으로 신뢰하는 마음자세가 중요하다.

치료가 힘든 불치병에 걸렸을 때는 책이나 인터넷, 다른 환자들의 경험담 등을 통해 지식을 얻고, 양방이든 한방이든 대체의학이든 가능한 모든 치료 정보를 종합해서 환자 스스로 결정을 내려야 한다. 또한 선택한 치료법에 대해서는 절대적으로 신뢰하며 따르고 꾸준히 노력해야만 기적을 만들어낼 수 있다.

4. 치유력을 발휘하는 봉사

존 데이비슨 록펠러는 미국의 사업가이며 대부호이다. 1870년 스탠더드 오일을 창립, 석유 사업으로 세계 최고의 부자가 되었다. 세계 최대 석유 기업인 엑슨 모빌도 그가 세운 스탠더드 오일에 그 기원을 두고 있다.

록펠러는 50대에 1년 시한부 삶을 선고받았는데, 바로 '호지킨씨 림프암'이라는 말기 암이었다. 19세기 말엽이었던 당시 암 진단은 사망선고나 다름없던 시절이었지만, 록펠러는 그 이후 50여 년이나 더 살아 98세까지 장수했다. 그의 장수는 많은 돈으로 특수한 치료를 받았기 때문이 아니다. 돈이 아무리 많아도 저승 갈 때 가져갈 수 없어 이 세상을 떠나기 전에 풀고 갈 요량으로 시작한 자선사업 덕분이었다.

록펠러는 호지킨씨 림프암을 진단받고 병원에 입원해 있던 중 돈이 없어 입원을 못하는 어떤 소녀를 보고는 별 동정심 없이 약간 도움을 주었다. 나중에 잘 치유되어 무사히 퇴원했다는 소녀의 소식을 듣고는 일생을 통해 그처럼 기쁨을 느꼈던 적이 없었다고 할 만큼 희열을 느꼈으며, 그때부터 자선사업을 시작했다. 대가를 바라지 않고 남을 위해 봉사하는 마음이야말로 순수한 사랑일 것이다. 자선사업을 통해 행복을 느끼면서 록펠러의 병세는 호전되었고 암까지 극복할 수 있었다.

'테레사 효과'라는 말이 있다. 마더 테레사처럼 헌신적으로 봉사하면 마음이 편안해지고 몸에 면역물질이 생긴다는 것이다. 미국 미시간대학의 심리학자 스테파니 브라운(Stephanie Brown) 박사가 《심리과학 Psychology Science》(2003)에 발표한 봉사활동과 건강관계를 살핀 연구에 따르면 자기만 아끼고 남을 돕지 않는 사람이 남에게 도움을 주는 사람보다 일찍 죽을 가능성이 두 배나 높다고 한다. 결국 나누고 봉사하는 것은 궁극적으로 자신에게 도움이 되는 일이다.

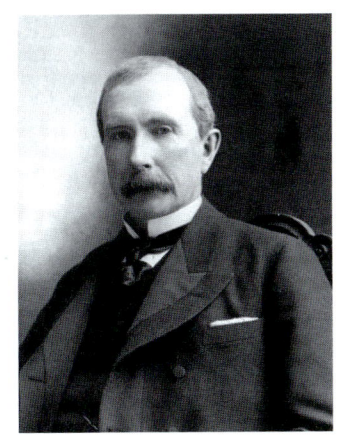

존 데이비슨 록펠러
(John Davison Rockefeller, 1839~1937)

5. 만병의 근원 스트레스

스트레스는 현대인들이 입에 달고 사는 단어이다. 정신적으로 너무 많은 신경을 쓸 때 가장 먼저 떠오르는 말도 스트레스이고, 육체적으로 피로하거나 문제가 생길 때도 그 원인을 스트레스에서 찾는 예가 적지 않다. 그러나 너무 흔하게 느껴져서 오히려 그 심각성을 깨닫지 못하고 쉽게 넘기거나 '이 정도 스트레스 받지 않는 사람이 어디 있나?' 하며 어느 정도의 스트레스는 당연시하기도 한다.

문제는 그런 작은 스트레스가 만성이 되면 생활의 불편을 주는 것은 물론 정신적·육체적인 질병의 원인이 된다는 사실이다. 스트레스 없이 사는 사람은 없기 때문에 스트레스를 제거하기보다는 생활 속에서 적절히 관리하는 방법을 찾는 것이 건강을 지키는 지혜이다.

회사원 A씨는 3개월 전부터 몸에 이상이 있는 걸 느끼기 시작했다. 목에 뭔가 걸린 것 같은 느낌이 들고 가슴이 답답해서 자꾸 큰 숨을 내쉬어야 편했다. 자주 머리가 아프면서 뒷목과 어깨가 뻣뻣해지는 걸 느꼈고, 배에 가스가 차면서 소화불량이 있었다. 신경도 예민해지면서 집에 오면 자꾸 짜증을 내고 틈만 있으면 누워서 쉬고 싶은 마음이 들었다. 불면증이 생겼고 회사에서도 정신이 멍하고 일에 집중하기가 어려울 때가 종종 있었다. 병원도 여러 곳을 다녀 보았는데 한두 군데에서 신경성이라는 말만 들었을 뿐 별로 호전되지는 않았다.

A씨의 증상은 전형적인 스트레스성이다. 1년 전 그는 직장 부서가 바뀌면서 생소한 업무를 맡았는데, 직속상관이 변덕스럽고 화를 잘 내며 결재 때마다 모욕감을 주었다. 결국 상사와의 관계에서 오는 스트레스 때문에 몸에 이상이 온 것이다.

좁게는 일상생활에서 부딪치는 크고 작은 일부터 넓게는 평생 노력해도 다 쫓아갈 수 없는 엄청난 양의 정보와 급변하는 기술 속도에 맞춰 사회에 적응하는 것까지 현대를 사는 사람들에게 스트레스가 아닌 것이 거의 없을 정도다. 스트레스는 '신체적·심리적 평형상태에 동요를 일으키는 모든 자극'이라고 간략히 정의할 수 있다. 대부분의 사람들이 스트레스를 단지 추상적인 것으로만 이해하고 있는데, 스트레스는 실제로 인체 내에서 물리화학적 변화를 초래하는 실체임을 알아야 한다.

우리 몸에는 스트레스에 대응하기 위한 방어시스템이 있는데, 가장 중추적인 역할을 하는 게 뇌의 시상하부이다. 스트레스를 감지하면 시상하부는 자율신경계를 활성화시키고 스트레스 호르몬을 분비시킴으로써 전신의 기관이 스트레스에 대응하여 비상 가동되도록 명령을 내린다. 이로 인해 혈당 증가, 심박수 증가, 혈관 수축, 혈압 상승, 위장관으로의 혈액량 감소, 위장관 운동 감소, 식욕 저하 등의 신체반응이 일어난다. 이러한 신체반응은 인체가 험난한 자연환경에 오랜 세월 적응하면서 발달시킨 것으로 응급 상황을 헤쳐 나가기 위한 일종의 터보시스템이라고 할 수 있다. 그런데 장기간에 걸쳐 만성적인 스트레스를 주면 어떻게 될까? 마치 터보 엔진을 장기간 계속해서 돌린 자동차처럼 인체도 곧 과부하가 걸리고 고장신호가 속출할 것이다. 하나둘 스트레스성 증상이 출현하는 것이다.

스트레스가 우리 몸에 일으키는 증상은 먼저 피로, 두통, 어지러움, 근육의 긴장과 목·어깨·허리 부위의 통증, 두근거림, 흉통, 소화불량과 복통, 전율, 안면홍조, 발한, 면역력 저하 등이 있다. 둘째는 집중력과 기억력 감소, 우유부단, 무기력감과 만성 피로, 유머감각 소실, 불면, 신경과민, 우울감, 감정조절의 난조, 인내심 저하 등의 심리적 증상이 나타난다. 마지막으로는 서성거림, 안절부절, 손톱 깨물기, 발 떨기, 과식, 과음, 흡연량 증가, 공격적인 행동 등 행동 증상이 나타난다. 대부분 스트레스성 증상을 단순한 신체질환으로만 인식하는 경우가 많은데, 충분한 치료 후에도 차도를 못 느낀다면 정신건강 상담을 받아보는 것이 좋다.

더글러스 라비에르(Douglas Labier)는 《현대의 광기:일과 정서적 갈등 사이의 숨겨진 관계》에서 모든 병의 70~90%가 스트레스에서 유발된다고 했다. 그만큼 스트레스는 만병의 근원이라 할 만하다. 스트레스와 가장 관련이 깊은 병은 심혈관 질환인데, 심장질환의 경우 환자의 75%가 스트레스와 관련이 있다. 그 밖에도 당뇨병, 고혈압, 천식, 소화성 궤양, 과민성 대장증후군, 비만, 우울증, 수면장애, 불안공포증, 신경성 피부염, 암 등이 스트레스와 관련 있는 대표적인 질병이다.

스트레스를 경험한다고 해서 모든 사람이 병에 걸리는 것은 아니며, 여기에는 개인의 성격특성이나 스트레스에 대한 대응전략, 주위의 지지체계 같은 변수들도 관여한다. 이렇듯 삶에 심대한 영향을 미치는 스트레스를 극복하기 위해서는 먼저 스트레스의 대부분이 우리가 선택한 생활방식에서 비롯된다는 것과 적당한 스트레스는 생활에 긍정적인 면도 있음을 이해해야 한다. 목표는 스트레스를 제거하는 것이 아니라 스트레스를 관리하는 데 있기 때문이다. 스트레스를 적절히 관리하기 위해서는 실로 다각적인 노력이 필요하다. 스트레스를 유발하는 자신의 생활방식도 바꾸어야 하며, 건강을 증진시켜 줄 다양한 노력들이 수반되어야 한다. 요즘 주목받는 스트레스 관리법으로 명상이나 점진적 근육이완법 등이 있는데, 이것들 말고도 자신에게 맞는 적당한 스트레스 관리법을 찾아 꾸준히 적용하면 건강하고 활기찬 삶을 누릴 수 있을 것이다. 스트레스 없는 건강한 삶은 노력 없이 쉽게 얻어지는 것이 아님을 기억해야 한다.

6. 명상 치유, 심상유도법

심상유도법은 미국의 방사선종양학자 칼 사이먼튼(Carl O. Simonton) 의사가 처음 시도하여 이제는 수많은 의사들이 암 치료에 활용하고 있는 명상이다. 사이먼튼은 방사선치료를 받으러 온 환자에게 치료를 받는 동안 머리 위에서 밝고 따뜻한 빛이 몸속으로 들어와 암 조직을 아이스크림처럼 녹이는 상상을 하도록 했다. 그 결과 그냥 방사선치료만 받았던 환자에 비해 월등한 치료 효과를 거두었다. 그리고 그는 정신과의사인 그의 아내와 함께 말기 암환자를 전문적으로 보살피는 '사이먼튼클리닉'을 개원하여 큰 성공을 거두었다. 사실 이전에도 명상, 마음치유, 복식호흡, 이완치료 등 많은 심신치유법이 있었지만, 사이먼튼 이후로 암 치료에 적극적으로 활용하게 되었다.

필자가 운영하는 병원에서도 심상유도법을 많이 활용한다. 먼저 복식호흡을 통해 온몸을 충분히 이완시킨다. 복식호흡에 집중하면서 머리, 얼굴, 등, 어깨, 팔, 손, 엉덩이, 허벅지, 다리, 발의 순서로 힘이 빠졌는지를 체크한다. 충분히 이완되었다고 판단되면 이번에는 자기만의 고요한 장소로 가는 것을 상상한다. 아무에게도 간섭받지 않고 고요하고 편안한 장소에서 아주 행복하고 편안하게 쉬는 것을 상상한다. 그 상태에서 머리 위로부터 눈부시게 밝고, 샤워 물처럼 따끈따끈한 빛이 내 몸속으로 쏟아져 들어오는 것을 상상한다. 그 빛은 내 암 조직을 녹이기 시작하고, 이내 암을 완전히 녹여버린다. 녹은 자취마저 깡그리 말려버린다. 이와 같은 심상유도를 아침에 눈 뜬 직후와 자기 전 침상에서 시행하며, 낮에라도 조용한 환경이라면 시도한다. 고주파온열치료나 방사선 치료 같은 시술을 받는 동안에도 이렇게 상상하는 것은 큰 도움이 된다. 다른 질환에서 같은 방법으로 효과를 본 사람들도 많다.

7. 니시의학 치료 사례

1) 위암 말기 극복(전○○, 54세, 여자)

평소 저는 건강한 주부이자 두 아들의 엄마이며 남편에게 사랑받는 아내였습니다. 넉넉하지는 않지만 평온하고 단란한 가족 분위기 속에서 친구들과 운동을 즐기며 행복하게 생활하던 제가 어느 날 갑자기 물도 삼키기 어려웠습니다. 하지만 보통 사람들과 마찬가지로 자신을 믿고 큰 문제는 아닐 거라 치부해 버렸습니다. 살면서 실제 나이보다 젊어 보인다는 말을 많이 들을 정도로 건강에는 자신이 있었고, 웬만한 운동을 해도 크게 피로감을 느끼지 않았으니까요.

어느 날 골프 라운딩 중에 물도 삼키기 어려울 정도로 힘들어 하는 모습을 본 친구의 권유로 종합검진을 받았습니다. 그런데 위암 말기라는 하늘이 무너지는 것 같은 검사 결과가 나왔습니다. 순간 '모든 것이 끝이다'는 생각 이외엔 아무런 생각조차 할 수가 없었습니다. 하지만 더 이상 미루고 망설일 겨를도 없이 수술을 해야만 했습니다. 아무에게도 알리고 싶지 않아 남편과 두 아들, 며느리에게만 알리고는 죽음에 대한 준비를 하며 유언까지 생각해 두었습니다.

수술은 상당히 힘이 들었습니다. 식도부터 위, 소장까지 완전히 절제하고 그 후유증도 적지 않았습니다. 수술만 하면 치료가 되지 않을까 하는 막연한 희망을 가졌으나 그때부터 암과의 힘든 투병 생활을 시작했습니다. 뒤늦게 주위 사람들이 알게 되었는데 친정 식구 중에 권위 있는 외과의사가 한 분이 있었는데도 알리지 않아 온 집안이 발칵 뒤집어졌습니다. 특히 그분은 대체의학 교수까지 겸임하는 분이었습니다.

외과의사인 그분이 저에게 두 가지 치료를 제안했고 저는 흔쾌히 받아들였습니다. 하나는 그분이 직접 하는 '아봐타', 즉 정신적인 부분과 마음의 병을 먼저 치유해야만 암을 극복할 수 있는 전인 치유 코스를 밟은 후 김진목 원장님을 소개해 주었습니다. 사실 소개받은 후 반신반의했으나 워낙 권위 있는 분이 말했기 때문에 찾아갔습니다. 부산 해운대에 도착하자 순간 아름다운 곳으로 여행을 온 기분이 들었습니다. 해운대 백사장과 소나무 숲, 푸른 바다와 동백섬, 요트경기장 등 주변 환경이 저를 편안하게 해 주었기 때문이지요.

저는 약 3주 동안의 입원생활에 아주 만족했습니다. 과학적인 운동, 식이요법, 혹시 감기 걸리면 어쩌나 걱정도 되었던 냉온욕법, 면역을 강해지게 만드는 대기요법(풍욕), 위가 없어 소화에 신경이 많이 쓰였는데 세장법이 있어 참으로 편했습니다. 그 외에도 여러 요법들을 했지만, 특히 한꺼번에 많은 양을 먹지 못하는 저를 위해 1일 6회로 나누어서 식사를 할 수 있도록 배려해 준 것을 잊을 수가 없습니다.

치료와 더불어 자가요법을 할 수 있도록 많은 것을 배워 이제는 평생 안심하고 살 수 있을 것만 같습니다. 퇴원 후 지금은 배운 대로 먹는 것과 생활리듬을 꾸준히 실천하고 있습니다. 완치가 된 저는 지금 아주 평온하고 건강하며, 무엇보다 제가 좋아하는 골프를 매일 즐기고 있습니다.

2) 폐암 말기 극복(박○○, 56세, 여자)

1998년 1월 모 의료원에서 오른쪽 폐암 진단을 받고 수술을 한 후 상태가 좋아 안심하고 있었는데, 2002년 갑자기 상태가 악화되어 항암치료를 거부하고 그해 8월 중국 모 병원에서 '개입술'이라는 시술을 받았습니다. 시술 1개월 후 CT상 좋아졌다가 11월에 오른쪽 몇 군데와 왼쪽 폐까지 전이된 것을 발견하고 아는 분의 권유로 민간의 건강식품을 복용하던 중 니시의학 병원이 한국에 개원한 것을 알고 2003년 3월 27일 상담 후 입원을 했습니다.

혈액과 림프액을 맑게 하고 변통을 좋게 하기 위해 아침식사를 먹지 않고 1일 2식(생채소식과 3분도 현미식단)을 했습니다. 또한 마그밀을 복용하고 세장을 했고, 체내 산소공급을 충분히 하여 암의 주원인인 일산화탄소를 배제하기 위한 대기요법을 1일 8회 시행했습니다. 비타민 C 공급, 체액의 중화, 자율신경의 균형, 원활한 혈액순환을 위한 모관운동과 냉온욕 등으로 약 3주간 치료한 결과 체력과 컨디션이 되살아나고 자신감도 많이 생겼습니다. 퇴원 후에도 병원에서 익힌 대로 자가요법을 하면서 외래 통원으로 관리를 받았습니다. 일상생활에서 김진목 원장님께 배웠던 것을 열심히 실행했고, 대학병원에서 권유한 주기적인 검진조차도 스트레스라고 생각하여 일절 하지 않은 채 노래교실을 다니며 웃음치료 프로그램에 참가했습니다. 매일 하나님께 기도하는 것도 큰 도움이 된 것으로 생각합니다. 현재 건강 상태는 아주 양호합니다.

8. 니시의학으로 마음 다스리기

1) 올바른 마음가짐

　니시의학 실천사항에서 올바른 마음가짐은 중요한 요소이다. 몸과 마음은 둘이 아니며 항상 서로 밀접하게 연결되어 있기 때문에 육체적인 건강을 위해서도 마음이 중요하다는 것이다. 인간은 정신과 육체로 되어 있고, 정신과 육체는 죽기 전까지는 분리할 수 없는 불가분의 관계이다. 그래서 심신일체, 심신일자라 부른다. 정신과 육체는 신경을 통하여 서로 영양을 주고받는다. 예를 들어 육체가 병이 들면 정신이 고민을 하고, 육체가 건강하면 정신도 쾌활하다. 그리고 정신적 고민이 있으면 식욕이 없어지고 몸도 쇠약해진다.

　실험심리학과 의학에 따르면 인간의 불평, 불만, 분노, 원한, 놀람, 고뇌, 불안 등의 나쁜 감정은 신체 각부에 영향을 주어 질병의 유력한 원인이 되고, 반대로 평안과 기쁨 같은 유쾌한 감정은 신체 각부에 유익한 영향을 주어 질병 치료와 수명 연장에 좋은 효과를 나타낸다. 또한 안심이나 불안에 따라서 체액이 변화하기 때문에 감사, 만족, 평화, 사랑, 겸손, 관용, 절제, 인내, 동정, 반성, 회개 등 선량한 마음은 건강을 주고, 탐욕, 시기, 증오, 복수, 격노, 비관, 불안, 불의 등 악한 생각은 혈액을 산성화하여 많은 병을 유발한다. 최근 정신과 육체를 분리하는 현대의학과 달리 심신의학과 정신육체의학에서 정신과 육체의 관계를 주목하는 것은 다행한 일이라 할 수 있다. 니시의학 운동법칙 중 배복운동(제5장 운동 참고)을 행할 때 눈을 가볍게 감고 '좋아진다, 낫는다, 할 수 있다' 등으로 자신만의 염원을 외우면 자기암시가 되어 효과가 좋다.

2) 스트레스를 조절하는 25분 냉욕법

냉수에 20분 동안 몸을 담그고 가만히 앉아 있다가 나머지 5분 동안 운동을 하는 목욕법이다. 과잉된 당분이나 알코올 해소에 좋다. 20분 몸을 담그고 있는 동안 몸이 심하게 떨리는 사람은 설탕이나 알코올을 과잉 섭취한 경우다. 25분 이상 찬물에 있으면 산과잉이 되므로 시간을 정확히 맞추어야 한다. 25분 냉욕이 끝난 후 보통 몸이 떨리지 않을 때까지 냉온욕을 실행한다. 일반적으로 냉온욕을 1~2개월 시행하여 숙달된 후 25분 냉욕법을 하는 것이 원칙이지만, 냉온욕이 숙달되지 않아도 누구나 시도할 수는 있다. 환자의 경우 처음 실시할 때는 전문가와 상의가 필요하다.

3) 약손을 만드는 40분 합장법

손가락 다섯 개를 밀착시켜 손바닥을 합치고, 중지는 적어도 둘째마디까지 서로 떨어지지 않도록 합장한다. 합장은 얼굴 높이로 똑바로 유지하고, 팔꿈치는 심장보다 높이 올려 40분간 평생 1회 수행한다. 인간이 두 손을 붙이는 합장의 자세는 신(神)에게 무엇을 구할 때 취하는 자세로 모든 종교에서 공통적으로 볼 수 있다. 40분 합장수행은 어느 때나 평생에 한 번만 하면 되지만, 단식수련을 하여 체액의 정화와 정신력이 고취된 상태에서 하는 것이 가장 효과적이다. 40분까지는 아니더라도 매일 일정한 시간, 자세를 바르게 하고 마음을 집중하여 합장수련을 하면 자신의 기를 더욱 순수하고 밀도 있게 만들 수 있다.

자세를 바르게 유지한 상태에서 자신의 아픈 곳이 낫는다는 간절한 소망을 가지고 40분 이상 유지하면 손가락 끝의 촉감이 살아난다. 합장 시간을 40분으로 규정한 것은 혈액의 1회 순환 시간이 대체로 19~23초 정도이므로 100회 순환을 목표로 한 것이다. 자세를 취하는 동안 팔꿈치가 몸에 닿으면 기가 중간에 흘러버려 회로의 형성이 이루어지지 않기 때문에 몸에서 팔꿈치를 띄워야 한다. 수행 중에 손이 내려오면 안 되고 올라가는 것은 상관없다. 40분 합장수행을 하느라 장시간 같은 자세를 유지하고 있으면 견관절이나 주변 근육이 긴장을 하고 경직되는데, 이때 함부로 자세를 풀고 움직이면 관절이 탈골되거나 근육과 신경에 장애를 일으켜 큰 고통을 겪을 수 있다. 그러므로 초보자가 수행을 할 때는 전문가의 지도를 받아 수련을 해야 하며 끝난 후에 관절과 근육을 균일하게 풀어주어야 한다. 이렇게 기를 모은 손바닥으로 자신의 아픈 곳이나 타인의 아픈 곳을 부드럽게 쓰다듬어주고, 문지르거나 주물러주며 가만히 대고 있어도 치료에 도움이 된다.

Chapter_ 2
소식

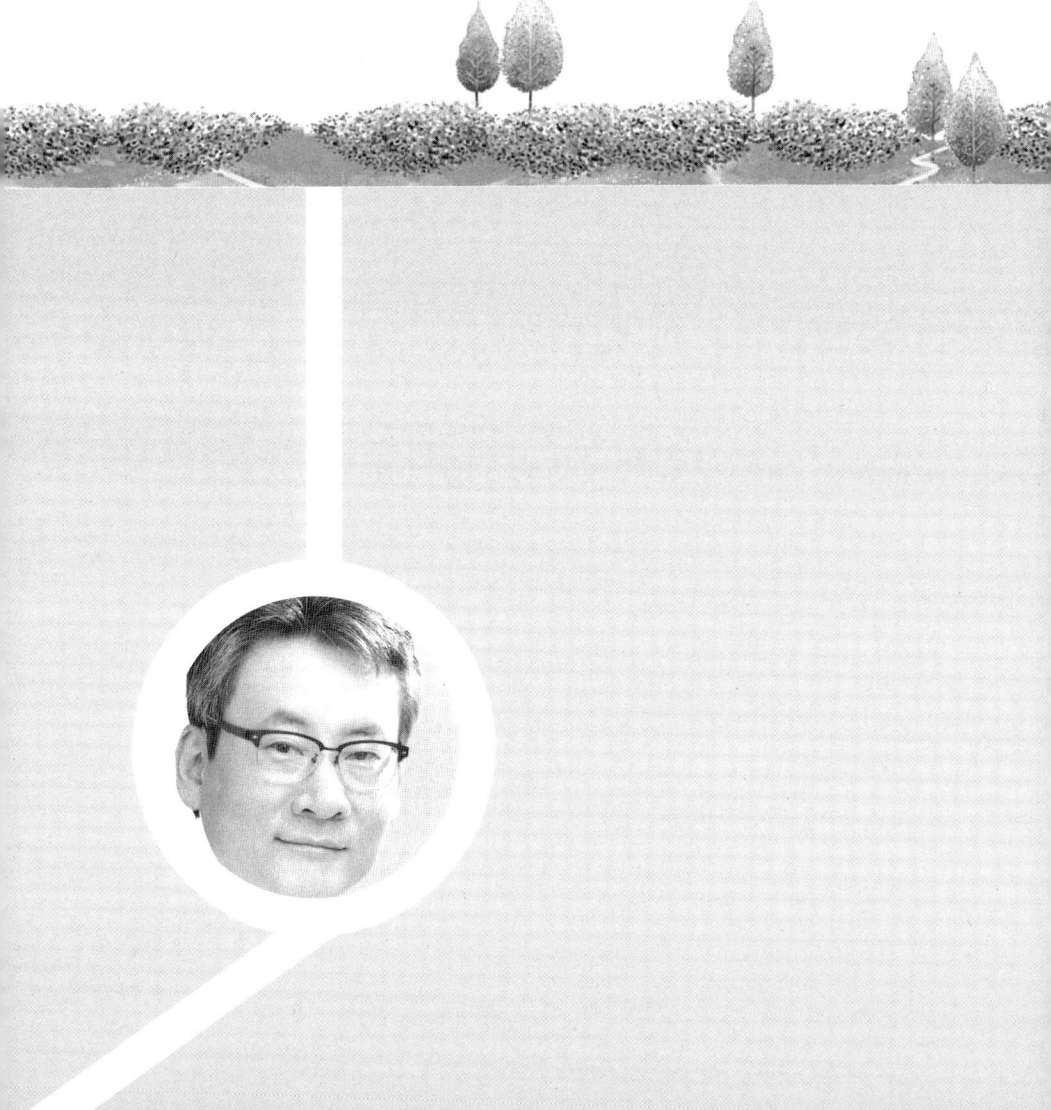

Chapter_ 2
소식

1. 건강 장수의 기본, 소식

'먹고 죽은 귀신이 때깔도 곱다'라는 말처럼 우리나라 사람은 배가 불러야 잘 먹었다고 생각하지 아무리 맛이 있더라도 양이 모자라면 뭔가 아쉬워하는 경향이 있다. 회식자리에서도 고기나 회를 배부르게 먹고는 추가로 밥 한 그릇은 기본이다. 이렇게 섭취한 총 열량은 상상을 초월하며 한 끼 식사에 5,000칼로리를 넘는 경우도 흔하다. 그러니 복부비만이 오지 않을 수 없고, 콜레스테롤 수치가 올라가지 않을 수 없다. 모임이나 회식 약속이 많을수록 건강을 해칠 확률이 점점 커지는 것이다.

대부분의 사람은 고기는 해롭지만 회는 단백질이 많고 지방이 적기 때문에 많이 먹어도 건강을 해치지 않는다고 생각한다. 그러나 잘 먹어서 좋은 것보다는 가능한 안 먹어서 건강한 경우가 훨씬 많다. 회는 우리 몸에 필요한 단백질이 풍부한 음식이지만, 바다의 오염으로 중금속이나 화학물질을 많이 함유하고 있어 건강에 해롭다. 그리고 유해 성분이 없더라도 과식하면 잉여 열량이 지방 형태로 체내에 저장되기 때문에 건강에 좋을 수가 없다.

텍사스주립대학 노인학과 유병팔 박사는 노인학회지에 발표한 논문에서 보통 식사량을 40%까지 줄이는 경우 수명이 150%까지 연장된다고 밝혔다. 그리고 소식이 건강에 미치는 논문이 10,000편이 넘을 정도로 많은 학자들에 의해 과학적으로 입증되었다.

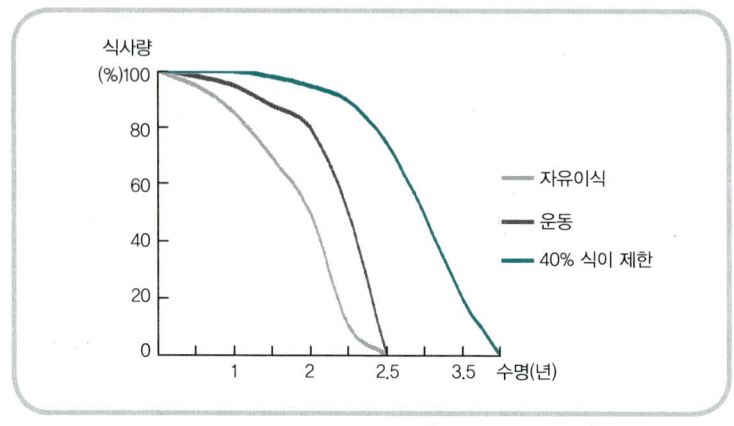

식사와 운동이 수명에 미치는 영향

2. 만병 치유법, 단식

단식을 하면 왜 건강해지고 만병이 치유될까? 옛날부터 왜 단식을 치병(治病)의 방법으로 활용했을까? 코다 미츠오(甲田光雄) 박사의 《난치병 자연치유 단식요법》을 보면 단식 중에는 심신활동의 에너지원이 외부로부터 들어오지 않기 때문에 자기의 생체 내에 있는 근육이나 내장의 영양분을 구석구석에서 끄집어낸다. 그때 인체에 쌓여 있는 여러 독소까지 함께 끌어내기 때문에 우리 몸이 깨끗이 청소가 되는 것이다. 특히 위장은 음식물이 들어오지 않기 때문에 수축을 시작하여 위확장이나 위하수가 자연히 회복된다. 장관도 역시 수축되므로 장벽에 오랫동안 붙어 있던 숙변이 점점 떨어져 나온다.

현대의학에서는 숙변의 존재를 부정하지만, 보통 단식 5~7일경에는 검고 냄새가 지독하며 콜타르 같은 변이 변기가 넘칠 정도로 많이 나온다. 이 숙변이 배출되면 몸이 날아갈 듯 가벼워지는 걸 경험한다. 사실 숙변의 형태는 천차만별이다. 물처럼 나오거나 점액처럼 나오기도 하고, 회색 점토, 토끼 똥, 산양 똥, 콜타르, 기름 모양, 결석 형태, 모래 형태 등 다양하다. 또한 냄새가 없을 수도 있고, 악취가 날 수도 있다.

많은 자연학자들은 숙변이 소장의 융모 사이에 끼어 있던 점액성 플라크라고 추정한다. 혈관에 콜레스테롤 덩어리인 플라크가 끼어서 동맥경화증을 초래하듯 소장 내벽을 보호하기 위해 분비된 점액이 음식물의 독소와 세균 등에 의해 융모 사이에 점착되고, 시간이 흐르면서 단단하게 굳어버린 것이다. 소장 내벽에 단단히 붙어 있어 장청소나 설사제로도 떨어지지 않는데, 단식으로 장이 수축되면 점액성 플라크가 떨어져 나온다는 것이다. 실제 단식을 하면 음식이 들어오지 않아 대변 양이 점차 줄어들다가 어느 날부터 많은 양이 나온다는 사실은 원래 있던 것이 아니라면 도저히 해석되지 않는다. 일반 투시촬영이나 내시경에서 보이지 않았다는 사실을 미루어볼 때 융모 사이사이에 단단히 밀착되어 있었다는 가설이 충분히 이해가 된다.

여성은 단식 1주 정도에 하혈을 많이 하는 경우가 있는데, 이것도 자궁 내부의 병변이 회복되는 과정이므로 전혀 걱정할 필요가 없다. 하지만 출혈이 2~3일간 멈추지 않으면 반드시 산부인과 전문의의 진료가 필요하다.

단식을 하면 영양 공급이 끊겼기 때문에 혈액이 맑아지면서 유동성이 좋아져 조직의 구석구석까지 순환하며, 혈액량도 줄어 고혈압으로 인한 뇌출혈의 위험성을 단시간에 면할 수가 있다. 림프액도 청정해지기 때문에 림프계 곳곳에 잠복해 있던 독성물질이나 세균의 처리에 전력을 기울일 수 있어 림프선의 종창이나 염증이 소실된다. 체내 구석구석에 있던 찌꺼기들이 용해되고 숙변이 배출되며, 혈액과 림프액의 순환이 원활해져 신체가 청정해지면서 면역력이 상승한다. 이런 이유로 단식을 예로부터 건강회복과 만병을 다스리는 으뜸 수단으로 활용했다.

여러 가지 치료에 잘 반응하지 않는 환자에게 단식을 강력하게 추천하는데, 단식은 예비단식, 본단식, 회복식 순으로 이루어진다. 대개 본단식의 기간만큼 예비단식 기간을 잡아 차츰 식사량을 줄이고, 회복식은 본단식 기간의 두 배로 잡아 유동식부터 차츰 늘인다. 단식 중에는 물과 염분 등을 섭취하며 적당한 운동을 하면 효과적이다. 자신의 몸 상태를 고려해 단식 기간을 정하고 빈혈 등 중증 질환자는 유의해야 한다. 질병 치유를 위해 단식을 할 때는 전문가의 지도를 받는 것이 보다 안전하고 효과적이다.

3. 매일 단식하는 효과, 아침식사 폐지

아침을 먹지 않으면 건강에 좋지 않다는 견해는 선입관이다. 오랫동안 실행하여 효과를 체험하지 않고서는 아침식사(朝食) 폐지 건강법이 좋다는 것을 알 수 없다. 조선 후기에 윤최식이 편찬한 《일용지결》에 따르면 조선시대 선비들은 하루 두 끼의 식사를 하고 새벽 2시에 일어나 밤 10시에 잠자리에 들 때까지 하루 16시간을 공부했다고 한다. 《일중행사》의 기록에도 "아침식사는 오시(午時)에 한다."고 했는데, 오시는 오전 11시에서 오후 1시 사이를 말한다. 또 오후 5시에서 7시 사이인 "유시(酉時)에 저녁을 먹는다."고 되어 있다. 이것을 보더라도 옛날에는 점심과 저녁 2식이었다는 것을 알 수 있다.

아침식사가 유해한 이유는 저녁식사 후 대부분 잠자리에 들기 때문에 체내에 들어간 영양이 혈액 가운데 저장되어 아침에 활동하는 데 방해되기 때문이다. 오전에 장은 음식물 찌꺼기를 배설하고 신장은 노폐물을 소변으로 배설하는 등 소화기관이 휴식하는 시간이다. 그런데 아침부터 무리하게 영양분을 섭취하면 장을 과로하게 만드는 것이다.

깨어 있는 동안에 활동하던 모든 인체기관은 잠자는 동안에 활동을 멈추면서 하루의 피로를 회복한다. 잠자는 동안 혈액은 각 조직 사이를 순환하면서 낮에 생긴 노폐물을 씻어내기 때문에 혈액에는 노폐물로 가득 차 있다. 그러므로 오전에는 신장이 100% 활동하며 혈액 속 노폐물을 오줌으로 배설한다. 그런데 이때 아침식사를 하면 위장에 혈액을 집중시켜 신장에 필요한 혈액을 순환시키지 못하여 혈액의 정화가 충분히 이루어지지 않는다. 우리는 아침식사를 하면 소변 양이 현저히 감소되는 사실을 쉽게 알 수 있다.

아침식사를 하면 몸에 좋지 않다는 사실을 과학적으로 입증하는 요(尿) 실험법이 있다. 혈액 중에 들어간 독소화합물은 신장을 통해 소변으로 배설되기 때문에 언제 식사하는 것이 좋은지를 알 수 있다. 니시 선생이 프랑스의 수울리에라는 약학자의 연구에서 힌트를 얻은 방법이다. 실험결과 오줌에 함유된 독소의 양이 점심과 저녁 두 끼만 먹는 사람을 100%라고 한다면 아침과 저녁을 먹는 사람은 66%, 세 끼 다 먹는 사람은 75%, 그리고 오후 3시가 지나서 하루 한 끼만 먹는 사람은 127%였다. 즉 독소가 가장 많이 체외로 배출되는 1일 1식이 가장 이상적이라는 것이다. 또한 1일 2식이라도 점심보다는 아침을 먹지 않는 편이 좋다는 것을 알 수 있다. 이 실험결과는 아침이 필요 없을 뿐 아니라 오히려 몸에 해롭다는 것을 증명하는 것이다.

아침을 먹지 않는 것은 단기간의 단식을 하는 것과 같은 이치로 아침에 위장 등이 충분한 휴식을 취하면 혈액이나 림프액이 맑아지면서 치유력을 발휘한다. 그리고 치유력이 약화된 부분을 강화하기 때문에 뛰어난 효과를 나타낸다.

아침식사 폐지로 시장기가 드는 것은 잠시의 현상이며 공복의 고통을 많이 느끼는 사람일수록 질병이 있을 가능성이 높다. 2식에 익숙해져 위장이 좋아지면 공복감을 느끼지 않으며 나중에는 식사를 잊을 정도가 된다. 그리고 위장의 기능도 점차 향상되면서 소화흡수가 좋아져 2식으로도 3식에 해당하는 충분한 영양이 흡수되기 때문에 성장기의 청소년이나 스포츠맨과 노동자들도 전혀 지장이 없다. 실제로 레슬링 선수, 권투 선수, 씨름 선수들 중에는 아침을 먹지 않고 트레이닝을 하는 사람이 많다. 유명한 레슬링계의 거두였던 역도산이 그러했고 그 후계자들도 실행하고 있다.

아침식사를 폐지하면 2~3개월간 체중이 감소되는 것이 보통이다. 이것은 체내에서 독소로 인한 부종이 소실되기 때문이다. 원래 부종은 오줌으로 배설되어야 할 독소가 배설되지 않고 조직세포를 침해하면서 조직 사이에 내재하여 액체가 고여 과잉 존재하는 상태를 말한다. 이 독소가 배설되면 조직 사이에 여분의 수분을 보유할 필요가 없으므로 오줌으로 배설되면서 체중이 감소한다. 체중 감소는 아침식사 폐지의 효과가 나타나기 시작한 것이다. 체중 감소는 사람에 따라 다소 차이가 있지만 대강 2~3개월이면 본래 혹은 이상적인 체중으로 회복된다. 그래서 체중이 줄기 시작했다고 놀라서 또다시 아침을 먹으면 아무 소용이 없다.

아침식사 폐지를 실행하려면 바로 시작하는 것이 좋다. 아침을 먹지 않는다고 죽지는 않는다. 만약 당장 실행할 수 없다면 서서히 시작하도록 한다. 예를 들어 지금까지 먹던 아침밥의 양을 반으로 줄이든지 죽이나 가벼운 빵 등으로 대체하여 점점 그 양을 줄여가는 것이다. 그리고 1~2주 내에 생수 이외의 식사를 완전히 금한다.

아침식사 폐지라고 아무것도 먹지 않는 것은 아니다. 청정한 생수나 감잎차를 많이 마시는데, 병약한 노인처럼 무리인 경우는 생채소식을 먹든지 소량의 생식을 한다. 흔히 과일이나 우유, 채식이라면 괜찮다고 하는 사람이 있지만, 이것들은 아침식사 폐지 과정에서 일시적인 방편일 뿐이다. 이상적인 단식은 생수 이외에 마시지 않는 것이 좋다.

아침식사 폐지에서 주저되는 것은 유아와 발육 중인 청소년에 대한 고려이다. 이 역시 별 지장이 없다. 수십 년간의 실험결과들이 증명하고 있다. 다만 1일 3식을 하던 아이들에게 1일 2식을 강요할 필요는 없고, 아침식사를 하기 싫어하는 아이들에게 억지로 먹이는 우매한 일은 하지 말라는 것이다.

일반적으로 어렸을 때부터 아침을 먹어 아침식사의 해(害)에 만성이 되었기 때문에 모르는 것이지, 만약 아침식사를 폐지하고 수년이 지난 뒤에 아침을 먹으면 그 해를 통감할 것이다.

4. 항상성과 저열량식

우리 몸은 어떤 환경에서든 체온, 혈압, 혈당, 체액의 산도(pH) 등을 일정하게 유지하는 능력이 있다. 차가운 날씨에 노출되든 무더운 날씨이든 체온은 항상 36.5℃를 유지하고 혈압이나 혈당, 산도도 마찬가지다. 심지어 중금속에 노출되더라도 급성기에는 혈중 중금속 수치가 높게 나오지만, 몇 주 지나면 혈중 중금속 수치는 정상으로 돌아온다. 중금속은 한번 체내로 들어오면 수년 또는 수십 년간 배출되지 않지만 혈중 중금속을 모두 조직 안으로 밀어 넣고 혈액은 일정한 성질을 유지하기 때문이다.

이처럼 일정한 상태를 유지하는 것을 '항상성'이라고 하며, 항상성을 잘 유지하는 것이 건강의 핵심이다. 항상성을 유지시키기 위한 여러 연구 중에 가장 효과적인 것이 소식, 즉 저열량식이다. 소식과 더불어 운동과 면역력도 중요하기 때문에 저열량식을 하면서 적절한 운동과 함께 면역력을 강화하면 항상성이 잘 유지되면서 건강해진다.

현대의학에서는 대부분의 질병을 염증에 의한 것으로 해석하고 있다. 암도 염증이며, 성인병도 염증이라는 것이다. 이 염증을 억제하는 것이 바로 항상성이며, 항상성을 유지하는 첩경은 저열량식이다.

5. 1일 1식 vs 1일 5식

한때 서점가를 강타했던 일본 의사 나구모 요시노리(南雲吉則)의 《1일 1식》이라는 책이 있다. 하루 중 한 끼만 먹으면 건강을 유지할 수 있다는 내용으로, 일본과 우리나라에서 베스트셀러가 되었던 책이다. 1일 1식을 실천하는 모임과 인터넷 카페까지 생겼을 정도다.

집에서 식사하는 남편을 두고 '삼식이, 이식씨, 일식님'이라고 부르는 오래전 유머가 있다. 집에서 하는 식사 횟수에 따라 하루 세 끼를 먹으면 '삼식이', 두 끼를 먹으면 '이식씨', 한 끼를 먹으면 '일식님', 그리고 세 끼를 먹고 간식과 야식까지 챙겨먹으면 '잡식놈'이라는 우스갯소리다. 그렇다면 1일 1식을 하면 건강도 챙기고 아내의 사랑도 받을 수 있으니 이거야말로 꿩 먹고 알 먹고 아닌가.

《1일 1식》은 10여 년간 1일 1식을 실천한 저자가 자신의 체험과 의학적 근거로 썼다. 실제 56세인 그의 혈관 나이가 23세일 정도로 매끈하고 건강한 피부를 가질 수 있는 비결이 바로 1일 1식이라는 것이다. 근거로 그는 시르투인(Sirtuin) 유전자에 대해 설명했다. 시르투인 유전자는 세포의 소멸을 막아주는 단백질인데, 적포도주 속의 레스베라트롤 성분이 시르투인 유전자를 자극하기 때문에 적포도주가 장수에 도움이 된다는 발표로 한동안 '포도주 열풍'을 몰고 왔던 물질이다. 2004년 하버드대학 의대 하임 코언 박사는 시르투인 유전자가 굶을 때 자극을 받는다는 논문을 발표했으며, 나구모 요시노리도 배에서 꼬르륵 소리가 날 때 시르투인 유전자가 활성화되므로 굶을수록 건강해진다고 주장했다.

소식이 몸에 좋다는 것은 의학계의 상식이다. 장수 마을의 공통점은 소식을 한다. 과식을 하면 우리 몸속에 활성산소가 많이 발생한다. 활성산소는 결함이 있는 세포의 세포사에 관여하고 세포 내 에너지 생산에도 관여하지만, 과잉 생산될 경우에는 생체조직을 공격하고 세포를 손상시킨다. 소식을 하면 그만큼 활성산소가 생성될 가능성이 낮아지므로 세포가 손상될 가능성도 낮아지는 것이다.

그렇지만 1일 1식에 따른 문제점도 많다. 가장 큰 문제는 하루에 한 끼를 먹으면 폭식 가능성이 높다. 폭식은 위장이나 소화기능에도 부담이 될 수 있고, 결과적으로 건강이나 노화방지에 부정적인 결과를 초래할 수 있다. 실제로 고도 비만 때문에 병원을 찾는 사람 중에는 하루 한 끼를 먹으면서 폭식하는 사람이 많다. 비만 등의 문제가 생기는 것은 끼니의 숫자 때문이 아니라 너무 고열량 음식을 먹기 때문이다. 식단과 양의 문제이지 식사 횟수의 문제는 아니라는 것이다.

하루에 한 끼만 먹어도 되는가 하는 논쟁은 '아침밥을 먹는 게 좋은가, 안 먹는 게 좋은가' 하는 논쟁과도 맥이 닿아 있다. 아침 식사를 하지 말자는 이론이 적지 않지만 아침밥을 먹는 게 좋다는 연구결과도 많다. 아침을 거르는 사람들 중에 비만인 사람이 많기 때문이다. 우리 몸은 굶주리면 '비상사태'로 인식하여 에너지 소모를 줄이는 방향으로 몸을 바꾸어 기초대사량을 낮추기 위해 에너지의 소비를 줄이고, 약간이라도 남는 에너지는 지방으로 비축해 두려는 기전이 발동된다. 그리고 '식욕촉진 호르몬'이 왕성하게 분비되면서 먹고 싶은 본능이 용솟음친다. 본능과 이성의 싸움이 시작되는 것이다. 단기적으로는 이성이 우세하지만 장기적으로는 결국 본능이 이기는 경우가 대부분이다. 살을 빼기 위해 단식하거나 절식한 사람들 중 99%가 요요현상이 일어난 것이 단적인 예다.

그래서 《1일 5식》에서는 하루에 일정한 간격으로 다섯 번의 식사를 하면서 매끼 평소 양의 3분의 1만 먹으라고 한다. 그러면 다섯 번 먹더라도 하루 종일 섭취하는 열량은 평소 양의 반이 약간 넘으니 결국은 저칼로리식과 같은 개념인 것이다. 1일 1식이나 1일 5식 같은 극단적인 식사법보다는 매끼를 규칙적으로 챙기며 채소 위주의 저칼로리 식사를 하면 장기적으로는 더 효과적일 것이다.

6. 니시의학 치료 사례

1) 심장병 치료(미쯔이 쥰, 70세, 남자)

일본에서 가수, 만담가, MC로 활동하는 나는 폭넓은 대인관계로 외식을 자주 하며 과식을 일삼았습니다. 해가 거듭될수록 운동 부족으로 배는 나오고 극심한 피로로 힘들었습니다. 결국 병원에서 심혈관 계통에 문제가 있다는 진단과 함께 약을 처방받았습니다.

우연한 기회에 한국 지인의 소개로 김진목 박사님에게 진찰을 받는데 내장지방과 체지방이 너무 높아 지금 신경 쓰지 않으면 대단히 위험할 수 있다는 경고를 들었습니다. 결국 시간 관계상 일주일간 통원 체내정화 프로그램으로 치료하기로 했습니다. 최초 몸무게는 74.2킬로그램, 체지방 30.1%, 내장지방 17(표준 10 이하)에서 프로그램을 시작했는데, 생수와 감잎차를 1리터씩 마시고 마그밀을 복용하며 변비를 치료했습니다. 니시의학 6대 운동법칙을 엄수하며 대기요법을 하루 1회 이상 실시했고, 냉온욕은 하루 1회, 전자동 세장요법 3회, 관장요법을 4일 동안 실행했습니다. 오전과 오후에는 각 1회씩(1회 40분) 대형 니시운동기로 치료했습니다. 그리고 단식 프로그램으로 준비식 1일간, 한천(우뭇가사리)을 끓여 마시는 단식 2일간, 회복식 4일간의 일주일 프로그램을 실행한 결과 몸무게 71.2킬로그램, 체지방 27.5%, 내장지방 16으로 수치가 낮아졌습니다. 숙변 배출로 몸이 상당히 가벼워졌으며 컨디션은 최상이 되었습니다.

일주일이라는 짧은 시간을 투자했지만 식생활이 개선되었을 뿐만 아니라 생활습관도 많이 바뀌었습니다. 이후 계속 실행한 결과 몸무게 70.3킬로그램, 체지방 22.9%, 내장지방은 16이 되었습니다. 앞으로도 니시의학 건강법을 꾸준히 실천해 나갈 것입니다.

2) 니시의학이 내게 준 행복(내과전문의 치료 사례)

성남에서 내과의원을 운영하는 의사입니다. 70세 남자 환자(약사)를 전립선암으로 진단하여 모 의료원에서 방사선치료를 받도록 했는데 그분이 김진목 박사님을 소개했습니다. 그 환자분은 김 박사님에게 배운 대로 식이요법 및 풍욕, 냉온욕, 모관운동 등을 꾸준히 했다고 했습니다. 원래 환자분은 혈압이 있어서 혈압약을 복용하고 있었는데 몇 달이 지난 뒤엔 혈압이 떨어져 약도 중단하고 현재는 한 달에 한 번씩 병원에 와서 혈압측정과 진찰만 합니다. 평소 대체의학에 관심은 있었지만 이분을 지켜보면서 관심과 궁금증이 더 커졌습니다. 그래서 관련 서적을 구해 읽어 보았으며, 직접 방문하여 김 박사님과 대화를 하면서 가장 중요한 것이 생활습관이라는 확신이 섰습니다.

저의 장모님은 갑상선암으로 수술 받고 방사선치료를 받았습니다. 그래서 면역을 증강시키면서 생활습관을 바꾸기 위해서는 입원치료가 꼭 필요할 것 같아 설득하여 2004년 8월에 입원을 했습니다. 소아과 의사인 저의 아내도 몸소 실천하면서 배우기 위해 장모님과 함께 2주간 입원했습니다. 장모님이 낮에 우리 아이들을 돌보기 때문에 장모님의 식사 습관과 생각이 바뀌어야 아이들에게 긍정적인 영향을 줄 수 있다고 판단했기 때문입니다.

퇴원 후 집안의 변화가 바로 나타났습니다. 현미밥과 채소 중심의 식단에 아이들이 처음에는 맛이 없다고 불평했지만 곧 적응을 했고, 아침식사를 중단하면서 아침 시간이 여유로워졌습니다. 저도 아침을 안 먹는 것에 대해 처음에는 두려움이 있었지만, 감잎차를 많이 마시니까 속도 편하고 점심을 더 맛있게 먹었습니다. 현재 아이들은 아침을 아주 간단하게 먹고 있습니다.

장모님과 아내는 퇴원 후에도 꾸준히 냉온욕을 하고 아침저녁으로 모관운동을 하고 있습니다. 풍욕을 할 때는 아이들도 따라하고 있습니다. 장모님은 혈압과 당뇨로 지금까지 약을 먹었는데 퇴원 후 한 달이 지난 지금은 체중이 6킬로그램이나 빠지면서 혈압과 당뇨가 정상으로 돌아와 약을 끊었습니다.

요즘 저도 혈압이나 당뇨로 병원에 오는 분들에게 시간이 있을 때마다 생활습관의 변화에 따른 치료 효과를 설명합니다. 워낙 짧은 시간이라 충분히 설명하지 못해 참 안타깝습니다. 개인적으로 이 방법이 모든 병을 낫게 한다고는 생각하지 않지만 이런 식사습관과 여러 운동, 비타민 C 복용 등이 바탕이 되지 않는다면 아무리 좋은 보약이나 훌륭한 치료법이라 하더라도 최선의 결과를 얻을 수 없을 겁니다. 비만과 노화방지가 화두가 되는 웰빙 시대에 이런 방법들이 가장 효율적인 치료법이 아닐까 합니다.

7. 니시의학의 소식

1) 당뇨, 고지혈증, 아토피에 좋은 생채소식

채소의 중요성에 대해 더 이상 강조할 필요가 없을 정도로 채소류의 영양학적 평가가 학문적으로 분명하다. 채소에 들어 있는 비타민류, 특히 비타민 A·C·E와 섬유질 등의 효능은 이미 잘 알려져 있다. 비타민 A를 많이 함유하고 있는 녹황색 채소는 암을 예방하고 비타민 C는 당뇨병이나 동맥경화, 고혈압, 간염 등의 치료에 유효하다는 보고가 잇따르고 있다. 섬유질은 혈중 콜레스테롤을 저하시키고 당뇨병, 담석증, 십이지장궤양, 대장염이나 게실염(대장의 벽에 생긴 게실 내에 장의 내용물이 고여 발생하는 염증), 더 나아가서는 대장암의 예방과 치료에 효과가 있다는 보고도 마찬가지다.

채식의 유행으로 하루에 적어도 300그램의 채소를 먹으라고 권장하는데 대부분 사람들은 채소를 익혀 먹는 경향이 강하다. 왜냐하면 300그램이나 되는 양을 생으로 먹는다는 것은 쉽지 않기 때문이다. 그러면 채소를 익혀 먹는 것이 좋은지, 생채소 그대로 먹는 것이 좋은지 하는 문제가 생기는데, 니시의학에서는 생채소식을 강조한다.

니시의학의 생식법은 원칙적으로 여러 종류의 생채소를 잎사귀와 뿌리 부분을 반씩 섞어 하루 1,300~1,500그램을 먹는다. 일반적으로 권장하는 300그램의 4~5배나 되는 양을 익히지 않고 모두 날것으로 먹을 뿐만 아니라 소금도 사용하지 않고 밥이나 반찬 등도 일체 입에 대지 않아야 한다. 이 생식법으로 많은 난치병 환자가 회복된 사실에 고무된 일본의 내과전문의 코다 미츠오 박사는 환자에게 처방한 50여 년간의 경험을 정리하여 1일 2식 소식요법을 제창했다.

니시 선생이나 코다 미츠오 박사가 생채소식을 발표했을 때 현대 영양학을 신봉하는 전문가들은 하루 900칼로리 정도만으로 생명을 유지한다는 사실에 의혹의 시선을 보냈다. 게다가 실험 참가자들이 몰래 다른 음식을 먹었을 것으로 의심하기까지 했다. 그러다가 1989년 서울에서 개최된 국제영약학회에서 일본의 오쿠다 교수가 학생들을 상대로 실시했던 실험결과를 발표한 이후 인정받기 시작했다.

그렇다면 기초대사량에도 못 미치는 열량만으로 어떻게 생명을 영위하고 일정 기간 후에는 체중이 증가하는 것일까? 초식동물인 소가 풀만 먹는데도 살이 찌는 것은 식이섬유를 소화시켜 에너지원으로 활용하기 때문이다. 반면 인간은 섬유질을 분해할 능력이 없지만 오랜 기간 생채소식을 하면 소와 마찬가지로 식이섬유를 분해할 능력이 생긴다. 그래서 초기에는 체중이 줄다가 4~5개월 후부터는 더 이상 줄지 않으며, 9개월 정도부터는 체중이 증가하면서 18개월 정도에 이르면 원래의 체중을 회복한다.

생채소식을 하면 피부가 맑고 고와지며, 체력이 증가되고 수면 시간이 짧아지며, 두뇌가 명석해진다. 그리고 무엇보다 중요한 사실은 현대의학으로도 불가능했던 각종 난치병들이 쾌차할 수 있다는 것이다. 여기서 강조하는 점은 질병 치료 목적이 아니라 일반 식사를 하면서 생채소식을 추가하는 것이다. 물론 난치병을 앓는 사람이라면 니시의학 본연의 생채소식을 실천하기를 바란다.

생채소식은 배추, 시금치, 양배추, 무, 당근의 다섯 가지 생채소를 갈아 건더기와 함께 죽 형태로 150그램을 만들어서 매 식사 전에 먹는 것이다. 니시의학에서는 아침식사 폐지의 1일 2식을 하므로 하루 300그램의 생채소식을 섭취한다. 배추, 양배추, 시금치는 잎채소로 태양의 정기를 받고 자라며, 무와 당근은 뿌리채소로 땅의 기운을 받고 자란 채소다. 물론 이 다섯 가지 채소가 아니더라도 잎채소 두세 가지와 뿌리채소 두세 가지를 섞어서 150그램을 만들면 된다. 우리나라에서는 이 다섯 가지 야채를 사시사철 구할 수 있기 때문에 섭취하기 용이하다.

생채소식은 말할 필요도 없이 천연비타민과 섬유질 공급에 큰 도움을 준다. 특히 섬유질은 음식물 속에 있는 지방과 중금속 같은 나쁜 성분을 대변으로 배설시키기 때문에 대단히 중요하다. 따라서 식사 전에 미리 생채소식을 함으로써 우리 몸속으로 들어올 나쁜 성분에 대해 대비하는 것이 좋다. 특히 당뇨, 고지혈증, 아토피 환자에게는 생채소식이 좋은 치료효과를 줄 수 있다.

2) 변비를 해결하는 마그밀

식이요법 못지않게 중요한 것이 마그밀 복용이다. 마그밀이란 수산화마그네슘 제제로 변완화제이다. 일반적으로 병원이나 약국에서 산화마그네슘이라는 약을 변완화제로 처방하지만 장 내용물의 빠른 이동으로 장에 상처를 줄 수도 있어 장기복용은 금지하고 있다. 그러나 마그밀은 장에 상처를 주기는커녕 오히려 딱딱한 음식물에 의해 손상된 장 점막을 치유시키는 고마운 작용을 한다.

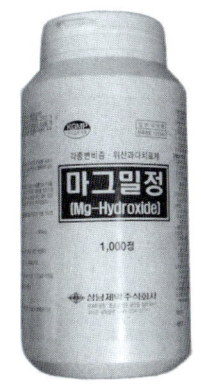

서양 격언에 '설사하는 사람 중에 바보는 없다'는 말이 있을 정도로 변비는 뇌에 중대한 영향을 미친다. 따라서 장 점막에 상처를 주지 않는다면 주저 말고 사용하는 것이 건강증진에 도움이 된다. 서양에는 이런 약제가 상당히 널리 보급되어 있지만, 우리나라에 수입되면서 가격이 인상되어 대중화에 문제가 있다. 이에 반해 마그밀은 가격도 싸고 효과도 좋으며, 무엇보다 안전하기 때문에 누구에게나 권할 수 있는 제품이다.

Chapter_ 3
영양

Chapter_ 3

영양

1. 6대 영양소

우리 몸에 필요한 3대 영양소는 탄수화물, 단백질, 지방이다. 이 영양소는 소화 분해되어서 열량을 공급해 주기 때문에 섭취하지 않으면 생명을 영위할 수 없다. 그러나 3대 영양소를 섭취한다고 무조건 에너지가 만들어지는 것은 아니다. 탄수화물은 포도당, 단백질은 아미노산, 지방은 지방산으로 분해되어 트리카르복시산(TCA) 회로에 들어가 여러 경로를 거쳐야 ATP라는 에너지가 생성되고, 이 에너지에 의해 우리 몸의 생명활동이 일어나는 것이다. 3대 영양소가 TCA 회로에 들어가기까지 여러 단계를 거치는데 단계마다 효소의 작용이 있으며, 이 효소의 작용을 원활하게 도와주는 것이 비타민과 미네랄이다. 즉 비타민과 미네랄은 직접적으로 에너지를 생산하지는 않지만 3대 영양소가 에너지를 만들도록 돕는 중요한 작용을 한다. 그래서 비타민과 미네랄을 포함시켜 5대 영양소라고 한다.

마지막 여섯 번째 영양소는 학자들에 따라 이견이 있지만 대체로 섬유질을 꼽는다. 섬유질은 식물의 껍질이나 세포막에 존재하는 것으로, 초식동물은 이 섬유질을 분해하여 에너지를 만들어내지만 사람은 섬유질을 분해하지 못해 모두 대변으로 배설한다. 그런 이유로 섬유질이 과거에는 인정받지 못했으나 현대에는 중요하게 인식되고 있다.

섬유질은 대변으로 배설되기 때문에 대변의 원료가 된다. 섬유질을 섭취하는 양에 따라 대변의 양도 차이가 난다. 섬유질은 자신보다 훨씬 많은 양의 물을 흡수하는 성질이 있어서 부피가 커지기 때문에 수분을 흡수해 대변을 부드럽게 하고 대변 양을 많아지게 한다. 부드럽고 부피가 큰 대변이 장을 통과할 때 장 내벽에 끼어 있던 노폐물을 청소하는 작용을 하는 것이다. 섬유질을 많이 섭취하면 대변의 장내 통과시간이 빨라져 대변 속의 독소가 장 내벽

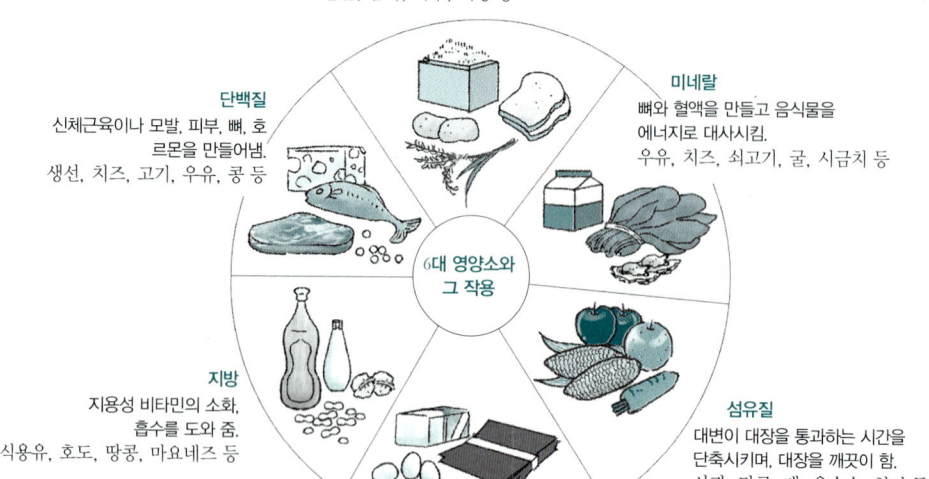

탄수화물
세포활동을 활발하게 해서 뇌 또는 근육을 움직이게 하는 데 필수적임.
쌀밥, 감자, 국수, 식빵 등

미네랄
뼈와 혈액을 만들고 음식물을 에너지로 대사시킴.
우유, 치즈, 쇠고기, 굴, 시금치 등

단백질
신체근육이나 모발, 피부, 뼈, 호르몬을 만들어냄.
생선, 치즈, 고기, 우유, 콩 등

6대 영양소와 그 작용

섬유질
대변이 대장을 통과하는 시간을 단축시키며, 대장을 깨끗이 함.
사과, 당근, 배, 옥수수, 현미 등

지방
지용성 비타민의 소화, 흡수를 도와 줌.
식용유, 호도, 땅콩, 마요네즈 등

비타민
탄수화물, 단백질, 지방의 작용을 원활하게 대사시킴.
돼지고기, 엿기름, 김, 버터, 식물성 기름, 우유, 계란 등

을 손상시키는 시간을 단축시켜주기 때문에 결과적으로 장을 보호하는 작용을 한다. 또한 발암물질, 지방, 중금속 같은 음식물 속의 독소에 흡착하여 대변으로 배출시키기 때문에 건강에 유익하다.

2. 성인병을 부르는 잘못된 식습관

《잘못된 식생활이 성인병을 만든다》를 보면 미국 상원 영양문제특별위원회는 1975년부터 1977년까지 2년에 걸쳐 식품과 영양, 즉 식생활이 건강에 미치는 영양에 대해 5,000여 페이지에 달하는 방대한 보고서를 내놓았다. 이 위원회의 활동은 의학사상 대사건이었으며 새로운 의학혁명의 추진력이 되었다.

영양문제특별위원회의 활동 초기에는 기아문제에 집중했는데 식생활이 건강에 미치는 영향을 조사하는 과정에서 놀라운 사실을 발견했다. 이는 1977년 1월 4일 조지맥거번(George McGovern) 위원장이 '미국인의 식생활 지침(Dietary Goals for United States)'을 발표하는 내용에 잘 나타나 있다.

"우리의 식생활은 지난 반세기 동안 부정적으로 변천해 왔으며, 그 결과 우리의 건강에 지대한 악영향을 끼치고 있습니다. ……지방, 설탕, 소금의 지나친 섭취는 여러 가지 치명적인 질병 중에서도 특히 심장병, 암, 뇌졸중과 직접적인 연관성이 있습니다. 미국인의 10대 치명적인 질병 가운데 여섯 가지는 우리의 식생활과 관련되어 있습니다."

37년 전 미국의 식생활과 오늘날 우리의 식생활은 너무도 흡사하다. 하지만 현재 우리나라는 당시 미국에 비해 심각한 환경오염과 복잡한 경쟁사회에 따른 스트레스로 인해 훨씬 더 심각한 상태다. 영양문제특별위원회의 결론을 한마디로 정리하면 '20세기 초의 식사로 되돌아가자'는 것이다. 그러면서 "잘못된 식생활을 바르게 개선한다면 심장병의 25%, 당뇨병의 50%, 비만의 80%, 암의 20% 정도를 감소시킬 수 있으며 의료비도 약 3분의 1이 절약될 것이다."고 했다. 즉 이것은 현재의 잘못된 식생활로 걸리지 않아도 될 질병에 걸리고 있다는 말이다. 그리고 위원회는 "매일 같이 먹고 있는 음식물에 함유된 영양소가 신체를 구성하며 생명활동을 영위하는 것이지, 음식물 외에 신체를 구성하거나 운영하는 것은 아무것도 없다."고 주장했다.

	그 당시 의학은 식생활과 질병과의 관계를 도외시했고 생명단위인 세포 내의 영양대사에 관하여 별로 아는 것이 없었다. 즉 '절름발이 의학'이었던 것이다. 이러한 점에서 영양문제특별위원회의 보고서는 잘못된 식생활이 만병의 근원임을 밝힌 위대한 업적이다.

3. 패스트푸드와 식품첨가물

	내가 먹은 음식이 곧 내가 된다는 것은 당연한 이치이며, 이 원리를 이해한다면 먹거리의 중요성은 아무리 강조해도 지나치지 않을 것이다. 암, 성인병, 아토피 같은 과거에 없던 질병이 오늘날 왜 이렇게 흔해졌는지를 단순히 음식의 문제로 돌릴 수는 없지만, 먹거리가 가장 큰 비중을 차지한다는 사실에 대해 이의를 제기할 사람은 없을 것이다. 그렇다면 과거에 비해 오늘날의 먹거리에 무슨 문제가 있는가?

공원의 비둘기나 해변의 갈매기에게 '과자를 주지 마세요'라는 글귀를 본 적 있을 것이다. 과자만 기다리며 직접 먹이를 찾는 야생본능을 상실하기 때문이다. 그런데 더 큰 문제는 과자를 먹은 비둘기나 갈매기가 병약해진다는 사실이다. 사람에 비유하면 성인병을 앓게 된다는 것이다. 사람과 함께 사는 개나 고양이 같은 반려동물이 요즘 비만, 고혈압, 당뇨병 등 성인병은 물론이고 암까지 발병한다고 한다.

오늘날의 음식은 과거에 비해 맛있다. 훨씬 부드럽고 미각을 자극하는 다양한 풍미가 있는데 조리법의 발달과 식품첨가물의 영향 때문이다. 소문난 맛집을 면밀히 분석해 보면 음식에 지방이나 설탕을 많이 첨가하거나 감칠맛을 위해 글루탐산나트륨(MSG)을 넣어서 다른 곳의 음식에 비해 더 고소하든지 달다. 가공식품은 더 심각하다. 대량 유통과 대량 생산을 위해 합성보존제를 첨가하고 맛을 위해 온갖 식품첨가물을 넣기 때문이다. 대부분 화학물질인 식품첨가물은 수십 가지 화학물질이 섞여 있어 그 각각의 성분들이 인체에 심각한 결과를 초래할 수 있지만, 정확한 연구가 되어 있지 않다. 따라서 우리 건강을 위해서는 가급적 식품첨가물이 들어 있지 않은 슬로푸드나 천연조미료로 조리한 음식을 먹는 것이 좋다.

4. 건강을 해치는 5백 식품

현미에는 백미 외에 섬유질, 비타민, 미네랄 등 우리 몸에 좋은 성분이 많이 함유되어 있다. 그렇지만 우리는 먹기 편하게 좋은 성분을 모두 깎아버리고 탄수화물 덩어리인 백미만 먹는다. 설탕도 섬유질과 비타민, 미네랄 같은 사탕수수의 풍부한 영양성분을 버리고 단맛만 내는 정제당으로 만들어 먹는다. 밀가루도 마찬가지다. 우리나라에서 유통되는 밀가루의 95%는 외국, 특히 미국에서 수입한다. 생물(生物)을 몇 개월간 운송하거나 유통시키기기 위해 벌레가 생기지 않도록 살충제를 뿌리고 썩지 않도록 방부제도 뿌린다. 그러므로 밀가루 속에는 다양한 농약 성분들이 혼합될 수밖에 없다.

소금은 원래 천일염으로 먹었다. 천일염은 염화나트륨뿐 아니라 칼슘, 마그네슘 같은 미네랄이 들어 있어 우리 몸에 유익한 영양소였다. 그런데 사람들이 먹기 좋고 유통의 편리를 위해 정제염을 만들면서 염화나트륨 이외의 모든 성분들을 없애 버렸다. 그리고는 희게 만들려고 탈색제와 잘 엉기지 않게 하려고 제습제를 혼합하여 우리가 흔히 접하는 흰 소금을 만든 것이다. 염화나트륨뿐인 흰 소금은 수분을 몸속에 붙잡아두려는 성질이 있어서 고혈압을 초래하거나 악화시킬 수 있다. 우리나라 서해에서 생산하는 천일염 역시 대부분 서해 바다의 오염과 중국 황사로 중금속에 오염되어 있는 실정이다.

흰 조미료는 설명할 필요도 없다. 화학성분이기 때문에 건강에 나쁜 것은 누구나 알고 있을 것이다. 과거에는 화학조미료가 식욕부진, 소화불량, 만성피로 등을 초래하는 정도로만 알려졌지만 최근에는 성장 장애, 호르몬 이상, 발암작용 등에도 영향을 미치는 것으로 나타났다. 화학조미료는 우리가 즐겨 먹는 라면에 많이 들어 있다. 라면에는 당 지수를 높여 성인병과 비만을 초래하는 흰 밀가루뿐만 아니라 라면 한 개에 1일 필요한 양의 반 이상이나 되는 소금이 함유되어 있다.

위에서 말한 흰색의 쌀, 밀가루, 설탕, 소금, 조미료 등을 5백(五白) 식품'이라고 하며, 건강을 위해서는 가능한 한 피해야 한다. 지금이라도 주방에서 5백 식품을 당장 없애 버리고, 현미 잡곡, 우리 밀 또는 통밀, 꿀이나 조청, 볶음소금, 자연감미료로 채우자. 나와 내 가족의 건강을 생각한다면 말이다.

5. 암을 유발하는 5대 식품

미국 국립암센터에서 암을 일으키는 요인으로 음식 35%, 흡연 30%, 감염 15%, 비만이 10%를 차지한다고 발표했다. 이 결과를 통해 암을 초래하는 가장 큰 원인이 음식이라는 것을 알 수 있다.

한편 미국 암협회에서는 청량음료, 튀긴 감자, 도넛, 핫도그, 탄 고기를 암을 잘 일으키는 5대 식품으로 발표했는데, 이 식품이 우리 몸에 어떤 영향을 미치는지 한번 살펴보자.

청량음료는 설탕이 많이 함유되어 있어 암뿐만 아니라 대부분의 성인병 원인으로 지목되고 있다. 그리고 인 성분은 칼슘과 경쟁적으로 작용해서 골다공증과 충치의 원인이 되기도 한다. 맛을 내기 위해 다양하게 첨가되는 향료와 색소는 여러 화학물질을 혼합한 것이므로 건강에 나쁘다. 100% 과즙이라는 청량음료 과대광고에 속기 쉬운데 100%가 맞는지 아닌지는 성분 표시를 확인해야 한다. 설탕도 액상과당의 형태로 들어 있는데 과당은 설탕보다 더 나쁘다.

감자튀김도 건강에 나쁘다. 채식주의자 중에 감자튀김이나 흰쌀밥을 채식으로 오해하는 경우가 있는데, 흰쌀밥과 감자튀김이나 감자칩은 오히려 건강을 해치는 나쁜 식품이다. 탄수화물이 가열되어 아크릴아미드라는 발암성분으로 변하고 튀기면서 트랜스지방까지 함유하기 때문이다.

도넛은 섭취했을 때 혈중 포도당 수치를 급속히 올린다. 암의 전이 여부를 진단하는 PET-CT 검사가 있는데, PET-CT는 암세포가 포도당을 좋아하는 성질을 응용해 포도당에 불소를 부착한 물질을 주사한 뒤 영상 촬영하는 것이다. 혈당치가 올라가면 암세포가 가장 즐거워하고 암의 성장을 촉진하는 인슐린의 분비가 활발해진다.

핫도그에 들어 있는 소시지를 만들 때 가공육에 아질산나트륨이라는 방부제를 첨가하는데, 아질산나트륨은 체내에서 니트로사민이라는 발암물질로 바뀐다. 흰 밀가루로 만든 빵 역시 혈당치를 빨리 올린다. 그리고 빵을 반죽할 때 들어간 우유나 계란은 동물성 제품으로 암의 성장을 촉진한다. 따라서 소시지와 빵의 결합체인 핫도그는 암을 잘 초래하는 식품이다.

마지막으로 탄고기는 암을 잘 유발하는 벤조피렌을 만든다. 벤조피렌이 잘 만들어지는 직화구이의 위해성을 알면서도 사람들은 맛 때문에 그 유혹을 쉽게 떨쳐내지 못한다. 고기는 아예 먹지 않아야겠지만, 불가피하게 먹을 경우에는 탄 부분은 절대로 먹지 말아야 하며, 기름 부분은 잘라내야 한다. 고기보다는 채소 위주로 먹는 것이 몸에 좋다.

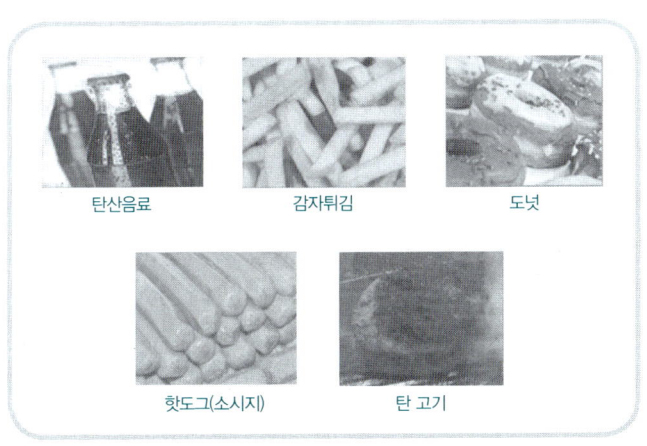

암을 유발하는 5대 식품

※출처: 미국 암협회, 2013

6. 섬유질의 중요성

동물성 식품의 섭취가 많으면 대장암, 유방암, 전립선암에 걸릴 확률이 높다. 그러나 핀란드인은 동물성 지방을 많이 섭취하는데도 놀랄 정도로 대장암이 적다. 그 이유는 섬유질 섭취가 다른 나라에 비해 엄청나게 많기 때문이다.

섬유질은 다른 물질을 흡착하는 성질이 강해서 장내 유독물질이나 발암물질뿐만 아니라 콜레스테롤이나 중성지방, 중금속까지도 흡착하여 변으로 배설시킨다. 또한 섬유질은 앞에서도 언급했듯이 활발한 장운동과 배설을 촉진시켜 변비를 예방하고 발암물질이 장에서 흡수되는 시간을 단축시키기 때문에 대장암을 예방하기도 한다.

비슷한 양의 지방을 섭취하는 덴마크인보다 핀란드인의 대장암 발생률이 4분의 1에 불과한 것은 핀란드인이 전통적으로 호밀빵을 먹고 있어 섬유질의 섭취량이 두 배나 더 많기 때문이다. 워싱턴대학에서 쥐를 대상으로 같은 발암물질을 주더라도 섬유질을 준 그룹에서는 39%만이 암이 발생한 반면, 섬유질을 주지 않은 그룹은 69%가 암이 발생하는 실험결과를 통해서 그 사실을 확인할 수 있다.

사람의 장 속에는 약 100여 종의 세균이 살고 있으며, 그 수는 약 100조에 이른다. 세균은 크게 유익균과 유해균으로 분류되는데, 섬유질은 유해균의 번식을 막고 유익균의 번식을 촉진시킨다.

젖산균이나 비피더스균 같은 장내 유익균은 섬유질을 먹고 성장해 인체에 유익한 영양소인 비타민 B, 비타민 K와 C, 필수아미노산 등을 합성한다.

우리나라의 전통 식단은 섬유질이 풍부하지만, 요즘은 전통 음식보다는 서양 음식을 즐기기 때문에 대장암의 발병률이 급증하는 추세다.

7. 포텐거의 고양이

약 70여 년 전, 미국 캘리포니아의 생리학자 프랜시스 포텐거(Francis Pottenger) 박사는 고양이를 2개 조로 나누어 실험을 했다. 한쪽에는 정상적인 사료를, 다른 쪽에는 영양적으로 다소 결함이 있는 사료를 주며 사육했다. 정상적인 사료를 먹고 자란 고양이는 2대, 3대는 물론 그 이후까지 건강에 지장이 없는 우량한 고양이로 자랐다. 하지만 결함이 있는 사료를 먹고 자란 고양이는 2대에서 발육이 뒤떨어지고 질병 발생이 잦아지는 등 이상 징후가 나타났다. 3대에 이르자 몸을 잘 가누지 못하거나 중심을 못 잡아 높은 곳에서 떨어지는 등의 신체적 장애와 다른 고양이에게 적대감을 갖거나 주인을 공격하는 등의 정신적 장애가 함께 나타났다. 더 심각한 것은 건강은 물론 생식 장애 문제가 4대에 나타났다. 이 세대에서는 태어난 새끼 고양이 수가 부족해 실험을 계속할 수 없는 지경이었다.

이 실험은 음식물이 건강에 얼마나 큰 영향을 미치는지를 잘 설명하고 있다. 건강전문가들은 인간도 이 실험결과와 크게 다르지 않다고 주장한다. 오늘날 어린아이를 둔 부모세대가 결함 있는 사료를 먹고 자란 2대째 고양이에 해당한다면, 현대인의 체질이 과거에 비해 허약하여 노부모보다 먼저 세상을 떠나는 비극을 초래할 수도 있다. 또한 어린아이의 정서불안이나 이상행동도 그릇된 식생활에서 비롯되었으며, 향후 후손을 정상적으로 볼 수 없을지도 모른다.

미국 영양문제특별위원회의 실무 리더인 찰스 퍼시(Charles Percy) 의원은 세계 3대 장수촌의 하나인 훈자 지방을 누차 방문하며 다음과 같이 말했다.

"훈자 지역에는 암이나 심장병이 없다. 그러나 선진국은 하나같이 이 질병들로 골머리를 앓는다. 그 질병들은 20세기 중반에 이르러 더욱 맹위를 떨치고 있다. 이와 같은 생활습관 병은 20세기 초까지만 해도 그리 흔치 않았다. 하지만 오늘날 미국은 이 질환들로 탕진하는 비용이 국가 재정을 위협하고 있다. 우리 문명사회에 뭔가 큰 변고가 있음에 틀림없다."

이 발언에서 20세기 초까지는 암과 심장병이 그다지 흔치 않았다는 대목을 주시할 필요가 있다. 미국 영양문제특별위원회가 보고서를 준비하던 1970년대 당시 미국인의 질병에 의한 사인 가운데 40%가 심장병이었다. 하지만 20세기 초반에는 고작 8%에 지나지 않았던 희귀병이었다. 심장병뿐만 아니라 암, 뇌졸중, 당뇨병 등도 마찬가지다. 이러한 고질적인 생활습관병은 한결같이 20세기 중반 이후에 폭발적으로 증가했다.

그러나 문제는 이와 같은 생활습관병의 증가만이 아니다. 이 시기 미국에서는 학생의 폭력, 등교거부 등의 소란사태가 눈에 띄게 늘었다. 또 교육시스템은 향상되었지만 학습부진아가 증가하면서 고학력 문맹자들이 속출하기 시작했다. 이 일련의 현상을 어떻게 설명할 것인가?

20세기 과학의 발달로 사회의 모든 분야가 발전함으로써 식품산업에도 새로운 기술이 도입되었다. 수많은 가공식품회사들이 우후죽순 생겨나면서 편의성과 미각, 시각의 만족을 추구하는 소비자의 욕구를 저렴한 비용으로 충족시켜주기 위해 대량생산 시스템을 갖추어 빠르게 성장했다. 그러나 이러한 효율성 위주의 경제 논리 뒤에는 치명적인 결함이 숨어 있었다. 얼마 후 일부 학자들이 이러한 식품산업에 대한 문제 제기를 시작했고 그 파문이 서서히 증폭되어 갔다. 비록 가시적인 법률 제정에는 실패했지만, 식생활의 중요성을 공식적으로 환기시켰던 미국 영양문제특별위원회의 보고서도 그 시대 조류의 하나였던 것이다.

8. 니시의학 치료 사례

1) 아토피에서 벗어나다(박○○, 60세, 여자)

젊었을 때부터 알레르기 체질로 불편함이 많았는데 점점 나이가 들면서 피부기능이 약화되었습니다. 남편이 유명한 패션디자이너라 매장 일을 도와주고 있었는데 고객과의 대인관계로 스트레스가 심했습니다. 단 음식을 좋아하는 식습관과 식탐으로 아토피성 피부염은 걷잡을 수 없이 악화되어 갔습니다. 저는 근본적인 원인을 따지기보다는 현대의학적인 약물 및 주사요법에만 매진했습니다. 처음에는 어느 정도 완화되기도 했지만 시간이 지날수록 정도가 심해졌고 점점 더 스테로이드의 양을 늘렸습니다. 이루 말할 수 없을 정도의 가려움증과 불면증, 대인관계의 불편함, 우울증 등의 증상이 심했으나 어찌해 볼 방도가 없었습니다.

우연히 지인을 통해 김진목 박사님을 소개받았으나 니시의학이라는 대체의학치료법을 신뢰하지 못해 1년여 동안 약물요법에만 전념했습니다. 대학병원에서 약물요법으로 더 이상 치료가 어렵겠다는 결론이 나오자 어쩔 수 없이 통합의학클리닉의 문을 두드리게 되었습니다. 먼저 그동안 복용했던 모든 약물을 끊고 해독정화 프로그램인 절식요법과 단식요법을 시행했습니다. 숙변을 제거하기 위해 관장과 대장세척을 하면서 한천단식 프로그램을 10일간 시행하여 장의 상태를 깨끗이 하는 데 초점을 두었습니다.

혈액과 림프액을 맑게 하기 위해 1일 2식을 매일 시행하고, 전신의 혈액순환을 돕기 위해 모관운동과 냉온교대욕을 했습니다. 특히 냉온교대욕을 통해 체액의 중화와 자율신경계의 균형에 역점을 두었으며 피부기능의 강화를 위해 대기요법을 1일 6회 이상 실시했습니다.

이 밖에도 생채소식, 쌀눈과 쌀겨의 30%를 깎은 3분도 현미로 식사하고, 1일 1리터의 감잎차와 1리터의 생수를 마셨습니다. 또한 고단위 비타민 C 주사요법도 함께한 결과, 처음 2주 동안은 호전되는 것 같다가 원상태로 돌아가는 현상이 수차례 반복됐습니다. 3주째부터는 가려움증도 줄어들고 전신에 나타나던 증상이 점차 완화되면서 새까맣던 피부가 되살아나기 시작했습니다. 45일 만에 가려움증도 어느 정도 사라지고 피부도 뽀얗게 되었습니다. 더불어 체중이 6킬로그램이나 빠져 남편과 주변 사람들에게 부러움을 사기도 했습니다.

태어날 때부터 알레르기 체질인 딸도 같이 입원해서 2주간 치료를 했는데, 알레르기 증상이 호전되었고 숙변이 많이 해소되어 속이 굉장히 편해졌으며 체중도 3킬로그램이나 감량되는 효과를 보았습니다.

2) 항암치료 후유증 극복(이○○, 44세, 여자)

　2003년 3월 서울 모병원에서 침습성 유방암 판정을 받고 왼쪽 유방을 절제한 후 항암치료를 받았습니다. 하지만 그 부작용으로 생리가 나오지 않고 탈모현상과 정신적 우울증 같은 심각한 후유증이 뒤따랐습니다. 지인을 통해 김진목 박사님을 소개받았으나 싱가포르에서 여행사를 운영하기 때문에 시간상 3주간 입원 치료를 받았습니다.

　원래부터 초콜릿과 단 음식을 좋아했고 직업상 불규칙한 식생활로 건강이 악화되어 있었고, 항암치료로 체력도 떨어져 있었습니다. 우선 약화된 체력을 회복하고 체질을 개선하여 암 재발을 예방하는 프로그램을 실시했습니다. 대기요법 1일 8회, 니시의학 6대 운동법칙의 실행, 대형 니시운동기를 통한 전신운동, 세장요법과 마그밀 복용 등으로 숙변을 제거했고, 생채소식과 3분도 현미 식사로 1일 2식을 하고, 감잎차와 생수 음용, 냉온욕 등으로 컨디션이 상당히 좋아지고 피로감도 사라졌습니다. 해운대 백사장과 동백섬, 요트경기장 등을 매일 산책함으로써 우울증에서도 벗어날 수 있었습니다.

　싱가포르로 돌아간 후 다시 일에 얽매이다 보니 재발 우려 때문에 걱정은 되지만 나름대로 니시의학 건강법을 잘 실천하고 있습니다.

9. 니시의학으로 영양 바로잡기

1) 현미밥과 균형식

현미는 백미를 도정하기 전 상태다. 그래서 쌀눈이나 그 껍질에 비타민, 미네랄, 섬유질 등 여러 영양소가 고스란히 살아 있다. 현미가 백미보다 이로운 점은 무엇보다 섬유질이 풍부하다는 것인데, 현미 100gm에는 섬유질이 263mg이 들어 있는 반면 백미에는 107mg이 들어 있다. 현미에 있는 섬유질은 음식 속에 포함되어 있는 지방, 콜레스테롤, 발암물질, 중금속과 여러 화합물질에 흡착해서 대변으로 배출해 주는 역할을 한다.

현미와 백미의 다른 영양소를 비교하면 비타민 E는 현미에 2.4mg, 백미에는 1.2mg이 들어 있다. 비타민 B3(니아신)은 현미에 1.1mg, 백미에는 0.4mg이 있고, 칼슘은 현미에 12mg, 백미에는 8mg이 들어 있을 정도로 그 차이가 압도적이다.

현미를 먹는 가장 좋은 방법은 밥으로 충분히 씹어 먹는 것이지만, 시간상으로 여유롭지 못한 바쁜 현대인들이나 소화력이 약하고 몸이 안 좋은 분들은 현미차나 현미즙, 미강(쌀겨) 가루 등을 섭취하는 것도 좋다.

영양학적 불균형을 피하려면 현미밥을 기본으로 하고 채소, 과일, 해조류 등 최대한 많은 종류의 식물을 고루 먹어야 한다. 가능한 유기농 제품을 섭취하는 것이 좋고, 유기농이든 아니든 먹기

전 철저히 세척하는 것이 매우 중요하다.

2) 감잎차와 생수

감잎차와 생수는 각각 1리터씩 하루 2리터 이상 마시는 것이 중요하다. 성인의 하루 필요 수분량은 약 2.5리터인데 국이나 반찬과 간식 등으로 섭취되는 0.5리터를 뺀 2리터를 마셔야 한다. 감잎차에는 비타민 C가 많이 들어 있는데 비타민 C는 신체 저항력 증가, 치아 및 내피세포의 정상 발육, 신진대사, 혈구 재생, 혈압의 정상 유지, 모세혈관의 강화 등에 대단히 중요하며 항산화 기능도 한다.

정제된 약은 10% 정도 흡수되어 2~3시간밖에 지속하지 못하기 때문에 천연 비타민 C를 지속적으로 섭취하는 것이 필요하다. 비타민 C는 들국화나 해당화 씨에 많이 들어 있으나 많은 양을 복용했을 때 설사 같은 부작용이 있고 구하기도 어려우며, 비타민 C의 유효농도 지속이 어렵다. 감잎차는 구하기도 쉽고 비타민 C 함량도 높으며, 오랫동안 파괴되지도 않고 부작용이 없어 이상적이다. 시중에 나와 있는 감잎차 제품보다는 니시의학에서 100년 전통으로 내려오는 방법으로 만든 감잎차가 비타민 C의 보존도 잘 되고 맛도 구수하다.

Chapter_ 4
해독

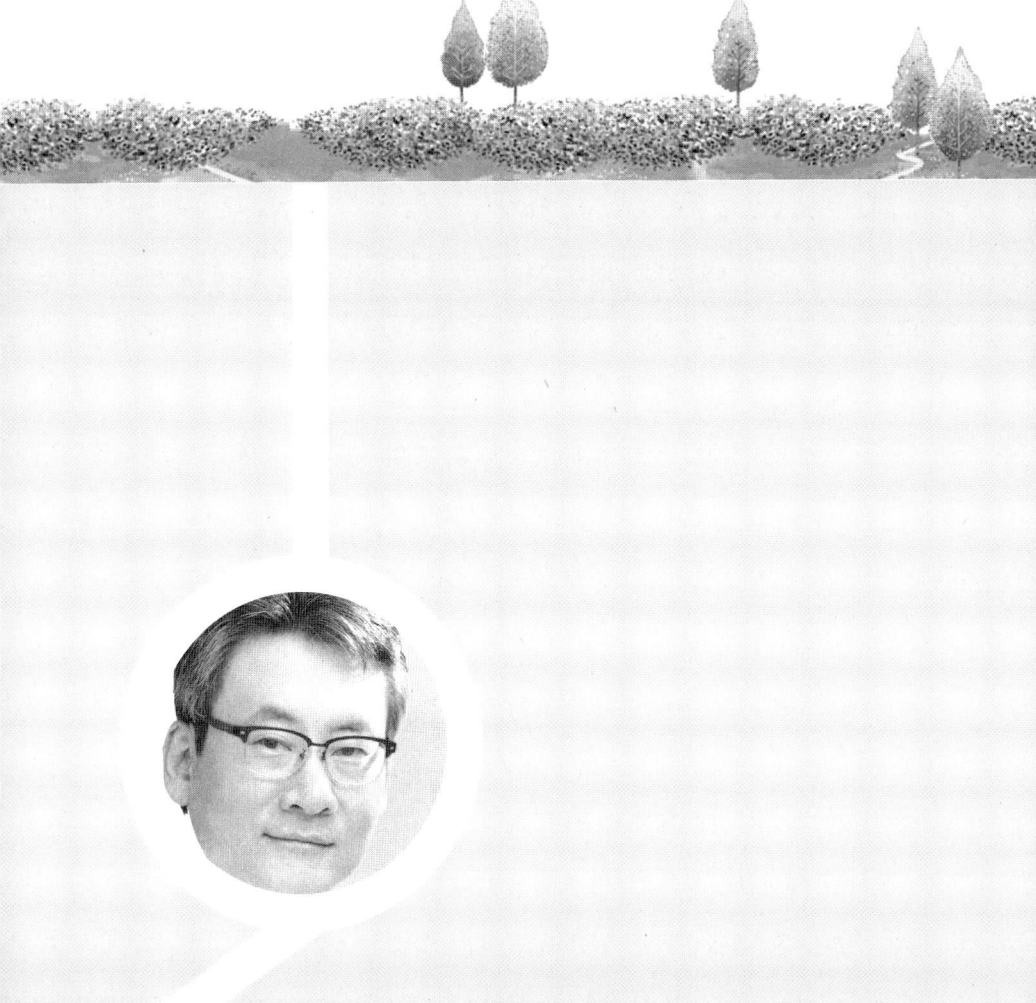

Chapter_ 4
해독

1. 내독소와 외독소

현대는 독소의 시대다. 우리가 먹는 음식, 마시는 물과 공기, 주위 환경까지 모든 것에 독소가 있다는 말이다. 그래서 독소의 배출, 즉 해독이 중요하다. 그러나 해독의 필요성에 대해서 부정적인 의견도 많다. 대부분의 현대의학 의사는 우리 몸속에는 해독 시스템이 완벽하게 갖춰져 있기 때문에 해독요법은 불필요하며, 해독을 강조하는 자연의학자를 상업적이라고 매도하기까지 한다. 그럼 도대체 누구의 말이 맞는 것일까?

독소는 우리 몸속에서 생성되는 내부적 독소와 외부에서 들어오는 외부적 독소가 있다. 내부적 독소는 젖산, 활성산소 같은 체내 노폐물과 스트레스, 정서장애, 암모니아 등이다. 외부적 독소는 비누, 치약, 화장품, 샴푸, 린스, 향수, 커피, 담배, 술, 먹거리, 생활 잡화, 공해, 건축화합물 등이다.

우리 몸속에는 대표적 해독 장기인 간, 콩팥, 폐와 피부가 있어 내부에서 생성되든 외부에서 침투하든 모두 처리할 능력이 있다. 그런데 이 해독능력은 우리 몸에서 만들어지는 독소와 외부에서 들어오는 약간의 독소를 처리하기에 알맞다. 그런데 현대인은 온

갓 독소에 노출된 환경에서 과도한 독소가 침범하므로 몸속 해독 시스템으로는 역부족이다. 그 결과 해독시스템으로 해결하지 못한 독소가 체내 지방이나 장기 속에 누적되면서 혈중으로 서서히 녹아들어 인체를 병들게 하는 것이다.

2. 잔류성 유기오염물질

최근 20~30년간 음식과 질병의 상관관계를 연구한 과학자들은 하나같이 동물성 식품이 더 이상 건강에 이롭지 않다는 결과를 발표하고 있다. 그리고 과거 채식에 동조하지 않던 미국 국립아카데미나 미국 영양사협회조차 채식의 장점은 부정할 수 없는 사실이라고 말한다. 활발한 의료 활동을 벌이는 미국의 책임 있는 의사회(PCRM: Physician's Committee for Responsible Medicine)'의 중요한 활동 중 하나도 채식을 권장하는 것이다.

왜 육식이 건강에 나쁠까? 육식이 건강에 유익하다는 자료도 많은데 채식을 강조하는 것은 편향된 의견이 아닐까? 문제는 육식이 아니라 육식 속에 포함되어 있는 화학물질이다. 오늘날 축산업은 고도로 밀집된 대량축산, 즉 공장식 축산이다. 제한된 영역에 밀집시켜 운동을 억제한 채 먹이만 주고 오로지 비육만 초점을 맞춘다. 그 결과 축산환경은 나빠지고 가축의 면역도 떨어져 구제역 같은 전염병이 발생하는 것이다. 축산업자는 전염병을 예방하기 위해 소독제와 항생제 같은 화학물질을 무제한 투여한다. 뿐만 아니라 가축의 사료 역시 전부 화학농업의 결과물이며, 빠른 성장을 위해 성장촉진제나 호르몬제까지 첨가한다. 그러므로 육식 속에 수많은 화학물질이 섞여 있다고 해도 과언이 아니다.

최근 대두되고 있는 'POPs(Persistent Organic Pollutants: 잔류성 유기오염물질)'는 특정 한두 개의 화학물질을 지칭하는 용어가 아니라 자연환경 속에서 잘 분해되지 않으면서 먹이사슬을 통하여 축적되고, 생명체의 지방조직에 축적되는 특성을 가진 화학물질들을 통틀어 말한다. 우리가 쉽게 알 수 있는 POPs로는 DDT 같은 살충제, 베트남전쟁에서 고엽제로 사용한 다이옥신 등이 있다. 그 외에도 유기염소계 농약이 POPs물질로 분류되고, 산업현장에서 절연제로 사용되는 폴리염화바이페닐(PCBs) 등도 전형적인 POPs이다.

POPs를 처음 발명한 것은 1920년대인데 1930~1940년대에 지구상으로 쏟아졌다. 특히 유기염소계 농약은 살충 효과가 탁월하여 인류의 식량문제를 해결할 수 있다는 기대 때문에 DDT를 발견한 파울 뮐러(Paul Müller)는 노벨상을 수상했다. 그러나 1960년대에 이르러 생태계의 이상, 특히 야생동물들의 이상반응이 알려지기 시작했다. 미국의 생물학자 레이첼 카슨(Rachel Carson)이 《침묵의 봄Silent Spring》을 출간하면서 POPs의 폐해가 널리 알려졌고, 그 여파로 미국에서 대중적인 환경운동이 벌어졌다. 결국 1972년에 DDT 생산이 전면 금지되었으며, 1980년부터 지구상에서

DDT 생산이 완전히 사라졌다.

그런데 최근에 태어난 신생아 혈액검사에서 DDT가 검출되었는데 이는 엄마의 몸속에 축적되어 있던 POPs들이 태반을 통해 태아에게 전달되기 때문이다. 또 다른 비극은 모유 속에도 POPs가 들어 있다는 사실이다. 다양한 경로로 분해되면서 반감기가 짧은 다른 화학물질과 달리 POPs는 자연환경에 분해가 잘되지 않아 축적이 되며 먹이사슬을 통하여 생명체, 특히 지방조직에 축적이 된다. 축적된 POPs는 종류에 따라 조금씩 다르지만 인체로 들어오면 반감기가 수년에서 수십 년에 이른다. 또한 지방조직 속에 축적만 되는 것이 아니라 혈액으로 빠져나와 순환기를 돌면서 여러 주요한 장기로 도달한다. 특히 이 POPs는 강력한 지용성이라 세포막을 아주 쉽게 통과하여 세포 내로 침투한다.

그렇다면 POPs가 세포 속으로 들어왔을 때 우리 몸은 과연 어떤 반응을 보일까? 독성작용은 물론이고 호르몬작용을 하는데, 흔히 말하는 환경호르몬이 바로 그것이다. 환경호르몬이란 외부에서 들어온 화학물질이 인체 내의 호르몬과 유사한 작용을 하는 물질들을 말한다. 잘 알려진 플라스틱에서 나오는 환경호르몬은 비스페놀 같은 종류인데, 랩을 씌워서 전자레인지를 돌리거나 컵라면 용기에 뜨거운 물을 부었을 때 우러나온다. 그런데 사실 환경호르몬의 원조가 바로 POPs이다.

아직까지 많은 과학자가 환경호르몬 혹은 내분비장애물질로 발생하는 건강상 문제라면 주로 에스트로겐, 안드로겐 같은 성호르몬과 관련된 문제들, 즉 여자의 생식기나 남자의 생식기와 관련된 문제만으로 국한하는 경향이 있다. 하지만 우리 인체 자체는 수많은 호르몬의 네트워크이며, 이러한 호르몬의 광범위하고 정교한 네트워크는 소위 인체의 항상성을 유지하는 데 필수적인 요소다. 어떤 화학물질이 체내로 들어가서 이러한 호르몬 작용에 영향을 미치면 우리는 이들을 환경호르몬, 내분비장애물질이라고 부르고 이 물질은 우리 인체의 대사와 면역체계에 혼란을 가져온다.

사람과 마찬가지로 지구상에 존재하는 생명체인 동물들, 즉 야생동물이든 공장식으로 길러지는 가축이든 관계없이 모든 동물의 지방조직이나 혈액에도 당연히 이 POPs들이 검출되고 있다. 그 절대량에서 동물과는 비교할 수 없지만, 식물성 식품에서도 POPs가 검출된다. 따라서 POPs를 비롯한 화학물질이 많이 함유되어 있는 동물성 식품은 가능한 피하는 것이 좋다.

3. 화학물질의 축적을 초래하는 먹이사슬

앞에서 동물과 식물 속에 축적되어 있는 POPs가 우리 인류의 건강을 심각하게 위협하고 있다는 사실을 언급했는데 과연 생선은 POPs로부터 자유로울까? 일반적으로 생선은 건강을 위협하는 콜레스테롤이 적고, 암의 원인으로 지목받는 붉은 살코기가 아니라 흰 살이기 때문에 좋은 것으로 알려져 있다. 그리고 염증을 억제하며 나쁜 콜레스테롤을 녹이는 데 중요한 오메가3가 많기 때문에 영양학회에서는 고등어나 청어 같은 등푸른생선을 먹으라고 권장한다. 그런데 POPs는 오염 정도의 차이일 뿐 지구 전체에 분포되어 있기 때문에 식물성 플랑크톤, 동물성 플랑크톤, 작은 물고기, 큰 물고기에 이르기까지 먹이사슬을 통해 그대로 축적된다. 예를 들어 식물성 플랑크톤에 수만 분의 1ppm 정도의 POPs가 있다고 가정하면 큰 물고기 속에는 1,000ppm 정도가 될 정도로 어마어마하게 축적된다.

2002년 미국에서 발표된 논문에 따르면 임신 후기부터 출생 1주까지의 사망률인 돌고래의 주산기사망률이 60~80%나 된다고 한다. 이는 돌고래의 먹이인 생선의 먹이사슬에 의해 POPs가 기하급수적으로 축적되기 때문인데, POPs가 들어 있는 생선을 평생토록 먹는 돌고래 속에는 두말할 필요 없이 어마어마한 양의 POPs가 축적될 것이다. POPs는 그 특성상 지방조직에 축적된다. 따라서 임신 중에는 혈관을 통해서 POPs를 전달하고 출산 후

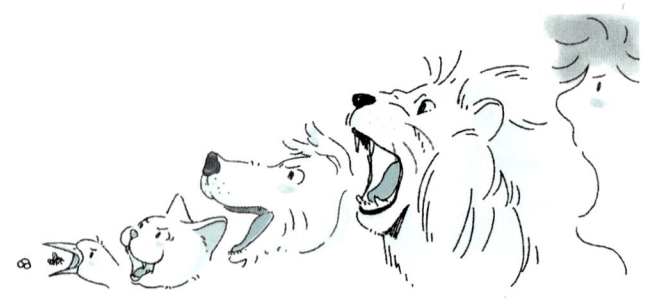

먹이사슬을 통해 몸에 축적되는 POPs

에는 수유를 통해 막대한 양의 POPs가 새끼에게 전달되기 때문에 주산기사망률이 높아지는 것이다. 이런 현상은 첫 새끼에게만 적용되며, 첫 새끼를 통해 많은 양의 POPs가 빠져나갔기 때문에 두 번째부터는 사망률이 그렇게 높지 않다고 한다.

산업폐기물을 바다에 버리는 것을 고발한 TV 프로그램이 있었다. 쓰레기 소각장이나 매립장 건립이 힘들어지자 국가에서 엄청난 양의 산업폐기물을 동해와 남해에 버리기 시작했는데, 이것이 궁극적으로 해양생태계에 어떤 문제를 가져오는지를 다룬 프로그램이었다. 산업폐기물은 당연히 수많은 화학물질 덩어리다. 시간이 흐름에 따라 바다에 버려진 그 화학물질이 결국 우리가 일상적으로 먹는 다양한 바다식품을 오염시킨다. 그리고 생선에 잔류하는 중금속도 큰 문제다. 생선회를 즐겨 먹는 해안지역의 사람들을 검사해보면 수은, 비소 등의 중금속 수치가 타 지역에 비해 월등히 높게 나타난다.

결론적으로 생선의 고기와 단백질, 오메가3 등은 인체에 유익한 영양소임에 틀림없지만, POPs와 중금속 같은 몸에 해로운 성분을 많이 함유하고 있기 때문에 생선도 가능한 피하는 것이 좋다.

4. 공해천국

이송미의 《공해천국 우리집》을 보면 공해가 얼마나 우리 주변에 가득한지 알 수 있다. 편리하고 쾌적한 주택은 엄청난 유해 화학물질을 내뿜는 건축자재와 생활용품들로 가득한 집합소이며, 우리가 입고 있는 옷도 맹독성 농약을 이용해 생산한 면섬유나 유해 화학물질을 발산하는 합성섬유로 이루어져 있다.

마찬가지로 밥상도 농약으로 오염된 농산물과 중금속으로 오염된 해산물, 각종 유해 첨가물이 가득한 가공식품으로 가득하다. 결국 우리는 하루 종일 합성화학물질을 입고 먹으며 살아가는 것이다.

이렇게 합성화학물질이 우리 주변에 넘치게 된 것은 인류가 석유를 이용하면서부터이다. 원유는 휘발유로 만들어지기까지 여러 단계의 정제과정을 거치는데, 이때 다양한 화학물질이 부산물로 생긴다. 이 화학물질은 자체로 또는 다른 것과 합성해서 인공 합성물질을 만들어낸다. 예를 들면 플라스틱, 합성섬유, 합성세제, 화학비료, 화장품, 살균소독제, 방부제, 각종 식품첨가물 등이다.

이송미 씨에 따르면 오늘날 상업적으로 이용되는 합성화학물질은 대략 10만여 종이고, 매년 1,000여 종의 새로운 화학물질이 개발되고 있다고 한다. 그중에는 그 위험성이 구체적으로 밝혀진 것도 있지만 워낙 종류가 많고 광범위하게 쓰이다 보니 그 유해성을 모두 가늠할 수 없는 상황이다. 또한 원래 자연계에 존재하지 않았던 물질이기 때문에 우리 몸에 자극을 주고, 분해도 잘되지 않아 체내에 쌓여 돌연변이나 암 등을 유발한다.

심각한 것은 합성화학물질이 아이들에게는 더욱 치명적이라는 것이다. 아이들은 신진대사나 호흡 속도가 빨라서 어른보다 더 빠르게 오염물질이 몸속에 들어오는 반면 분해하고 해독하는 기능은 어른보다 미숙하기 때문에 큰 피해를 입는다. 구체적으로는 성장기 신체발달에 악영향을 주고, 뇌와 생식기관에 치명적인 해를 주기도 한다. 이송미 씨는 성인병이 아이들에게 확산되는 것도 공해천국의 현실을 잘 말해 준다고 했다.

미국의 경우 1974~1991년 사이에 15세 미만 어린이의 암 발병률이 10% 증가했으며, 특히 백혈병의 발병률은 1973~1994년 사이에 매년 1%씩 증가했고, 뇌종양도 2%씩 증가했다고 한다. 이 외에도 집중력 부족, 과잉행동증후군 같은 신경학적 이상과 천식이나 아토피성 피부염 같은 알레르기 증상도 눈에 띄게 늘고 있다.

우리나라 역시 소아암, 소아 당뇨, 소아 동맥경화, 소아 고혈압 등의 질환이 급증하고 있고, 뇌 및 중추신경계 암으로 인한 어린이 사망자 수가 지난 10년간 세 배 이상 늘어났다고 한다.

이러한 피해는 태아도 피해갈 수 없는데, 산모의 몸속에 쌓여 있던 유해물질의 영향을 받거나 산모가 공해물질에 노출될 경우 아기가 사산되거나 기형아가 될 수 있다. 또한 태아의 지능, 행동, 병에 대한 감수성, 생식 등에 장애를 줄 수도 있다.

실제로 우리나라에서 한 해 출생되는 아기의 4%가 미숙아이고, 1.8%가 기형아로 태어나고 있다고 한다. 우리는 우리도 모르는 사이에 태어날 때부터 죽을 때까지 공해천국에서 살고 있는 것이다.

5. 열량과 영양

오늘날 우리나라에는 굶어 죽는 사람이 거의 없다. 너무나 잘 먹어서 탈인데, 문제는 영양 부족이다. 잘 먹고 있는데 영양이 부족하고 불균형이 생기는 것은 열량과 영양에 대해 혼동하고 있기 때문이다. 예를 들어 탄수화물, 단백질, 지방을 섭취하면 열량은 높지만 우리 몸의 세포에 유익한 영양가는 낮다. 그러므로 탄수화물, 단백질, 지방을 세포에 유익한 영양소로 바꾸어주는 비타민, 미네랄, 식물영양소를 섭취해야 한다. 탄수화물, 단백질, 지방만을 지나치게 먹으면 오히려 지방으로 축적되거나 암세포의 먹이가 된다.

건강을 유지하고 질병의 치료와 예방을 위해서는 영양소 섭취가 굉장히 중요하다. 그중에서도 채식에 많이 함유되어 있는 비타민, 미네랄, 식물영양소, 섬유질을 많이 먹어야 한다. 현미밥을 기본으로 하여 잎채소, 뿌리채소, 줄기, 열매, 과일, 해조류 등을 골고루 먹어야 한다.

6. 해독주스

채소와 과일에는 항산화물질이 함유되어 있으므로 건강 유지를 위해 많이 섭취해야 한다. 그러나 채소를 날것으로 섭취하면 흡수율이 10%에 불과하다. 익히면 60% 정도이며, 익혀서 갈면 90% 정도까지 흡수율이 올라가기 때문에 채소를 익혀 갈아 먹는 것이 좋다.

특히 항산화성분으로 전립선암에 효과적인 토마토 속의 라이코펜은 익힐 경우 그 성분이 약 네 배쯤 상승한다. 베타카로틴이라는 비타민 A 전구물질 겸 항산화성분이 있는 당근도 익힐 경우 활성이 상승한다. 양배추도 위암과 간암에 효과적인 인돌 -3-카비놀이라는 항산화성분의 산화력이 3~5배 증가하지만, 위궤양에 효과적인 비타민 U라는 성분은 열에 파괴된다. 브로콜리는 항암식품 중에서도 으뜸인 설포라판이라는 항산화성분이 있는데 익혀도 파괴되지 않으며 흡수율 역시 좋아진다. 그러나 채소를 익히면 비타민 B와 C, 효소가 거의 파괴되어 버리기 때문에 과일을 생으로 갈아서 섭취하면 비타민과 효소를 보충할 수 있다.

토마토의 라이코펜, 양배추의 인돌 -3-카비놀, 당근의 베타카로틴, 브로콜리의 설포라판은 모두 지용성이다. 기름에 녹는다는 것이다. 그래서 이들 식물영양소의 흡수를 돕기 위해서 지방이 필요한데 이때 오메가3를 활용하면 효과적이다. 오메가3라면 등푸른생선을 떠올리겠지만 POPs라는 발암물질이 들어 있는 생선보다는 들깨나 아마씨를 함께 섭취하도록 한다. 익힌 채소와 과일에다 들깨나 아마씨를 넣어 함께 갈면 식물영양소뿐 아니라 필수지방산 오메가3를 섭취할 수 있으며 맛도 고소하다.

과일로는 사과와 바나나를 쓰는데, 사과에는 비타민도 많지만 껍질에 펙틴이라는 섬유질 성분이 많아 유익하다. 바나나는 칼륨

이 풍부해 암환자의 나트륨 수치를 낮춰서 치료에 도움을 준다. 하루 두세 번 음용할 경우에는 문제없지만 아주 많이 섭취할 경우 칼로리가 문제되기 때문에 바나나 대신에 마나 연근, 귤이나 레몬을 넣으면 된다. 그리고 비타민 C의 보충을 위해 비타민 C 파우더 3gm을 함께 갈아 마시면 좋다.

채소를 삶았던 물은 버리는 것이 바람직하다. 화학농법이든 유기농법이든 채소를 재배하면서 비료의 질소 성분이 질산염의 형태로 과잉 축적되어 있기 때문에, 음식의 단백질과 결합하면 니트로사민이라는 발암성분으로 변환될 가능성이 있다. 그리고 주스가 뻑뻑해서 마시기 어려울 때 생수나 과일주스를 조금 넣으면 되지만, 과일주스는 첨가물이 들어가지 않은 순수 과일주스여야 한다. 앞에서도 언급했듯이 첨가물 속에는 해로운 물질들이 있기 때문이다.

채소와 과일의 영양소가 해독주스라는 이름을 얻은 데는 우리 몸속의 대표적인 해독 장기인 간에서 독성물질을 해독할 때 여러 가지 비타민과 미네랄 등의 영양성분이 필요하기 때문이다. 이들

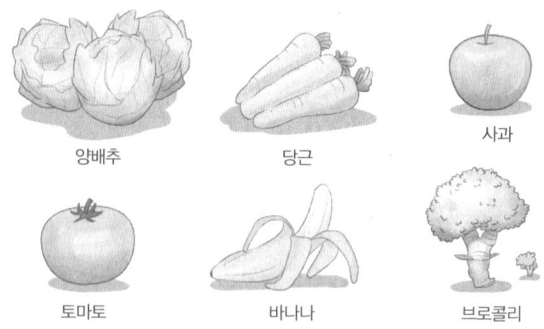

영양소를 골고루 잘 섭취하는 것은 해독을 촉진시키는 일이다.

7. 혈관청소, 킬레이션

최근 모 재벌그룹 회장이 심장마비를 일으켜 심폐소생술과 심장시술을 받아 세상을 떠들썩하게 하는 일이 있었다. 심장마비를 일으킨 심근경색증은 심장 근육에 혈액을 공급하는 관상동맥이 막혀서 심장 근육이 썩어 들어가는 무서운 병이다. 심장이 마비되기 때문에 5분 이내에 심폐소생술을 받지 않으면 뇌사상태나 사망까지 이를 수 있다. 다행히 효과적인 심폐소생술이 행해졌고, 심장시술까지 받아서 위급한 상황은 모면했다. 이미 폐암 치료를 받았던 회장한테 심근경색증까지 병발한 것으로, 우리나라 사망원인의 1~3위인 암, 뇌졸중, 심혈관 질환이 얼마나 흔한지 실감할 수 있다.

뇌졸중과 심혈관 질환은 모두 동맥경화증이 그 원인이다. 동맥경화증은 혈관내벽에 나쁜 콜레스테롤이 끼어서 혈관벽이 두꺼워지면 혈관이 좁아지고 탄력성을 잃어 혈액순환장애가 초래되는 것이다. 동맥경화증은 고지혈증뿐 아니라 고혈압이나 당뇨에 의해서도 흔히 초래된다. 관상동맥의 동맥경화로 심장근육에 혈액공급이 부족하면 평소에는 별 증상이 없지만, 육체적 과로나 스트레스를 받을 경우에 극심한 흉통이 발생한다. 숨쉬기도 어려울 정도로 통증이 심한데도 얼마 지나지 않아 곧 증상이 회복된다. 이

것이 바로 협심증이다. 협심증은 관상동맥의 혈액순환이 잘되지 않아 심장근육에 일시적 저산소증이 온 상태이므로 적극적인 개선책이 필요하다. 그러나 저절로 좋아졌기 때문에 대부분은 심각성을 깨닫지 못하고 동맥경화증을 초래했던 생활습관을 개선하지 않고 방치해 버린다. 그 결과 병은 더 진행되어 심근경색증이 오는 것이다.

심근경색증은 혈액순환이 제대로 되지 않아 초래된 상태이므로 신속하게 혈류를 회복시켜 주는 것이 중요하다. 혈관 안으로 가느다란 관을 넣어 막힌 혈관을 틔워주어야 하는데 이때 혈관이 다시 좁아지는 것을 막기 위해 '스텐트'를 혈관 속에 거치해둔다. 볼펜 스프링처럼 생긴 스텐트는 혈관내벽에 밀착되어 혈관이 다시 좁아지지 않도록 버티는 역할을 하는 이물질이다. 때문에 혈액이 흐르다 스텐트 주위에 응고되어 혈전을 초래하므로 혈전용해제를 평생토록 복용해야 한다. 그런데 대부분의 환자는 심장시술로 회복이 되었고 약을 계속 복용하고 있어 잘 관리되고 있다고 착각한다. 그 결과 과거의 나쁜 생활습관을 고치지 않고 지속하는 과오를 범해 재발될 확률이 높다. 따라서 심장시술을 받아 기사회생했다는 사실을 잘 인식하고 획기적인 생활습관 교정이 필요하다. 채식 위주의 식사, 충분한 양의 물 섭취, 적절한 운동, 스트레스 관리, 혈압, 혈당과 콜레스테롤 관리 등의 조치가 필수적이다. 킬레이션 주사 또한 필요하다.

킬레이션 주사는 혈관내벽에 플라크를 만드는 중금속과 칼슘 등을 녹여서 플라크를 서서히 제거해 준다. 킬레이션 주사요법은 2013년 세계적으로 권위 있는 학술지《미국의학협회저널Journal of the American Medical Association》에 임상연구 결과가 발표되었을 정도로 과학적 근거가 충분하지만, 아직도 찬반양론이 거세다. 그래서 처방하는 의사도 있고 처방하지 않는 의사도 있으며, 의사가 처방해도 환자에 따라 거부하기도 한다.

세상에는 다양한 의학이 있으며 어떤 의료를 처방하는가는 의사의 몫이고, 그 의사의 처방을 따르는 것은 환자의 선택이다. 대체로 과학적 근거를 중시하면 현대의학이 답이겠지만, 현대의학으로 해결되지 않은 문제를 치료하는 통합의학 역시 하나의 선택이다. 재벌그룹 회장한테 어느 정도 의술이 행해졌을지 충분히 짐작하지만 아마도 100% 현대의학이었을 것이다. 킬레이션 주사를 포함한 통합의학적 관리를 받았더라면 지금과는 다른 상황이었을지도 모른다.

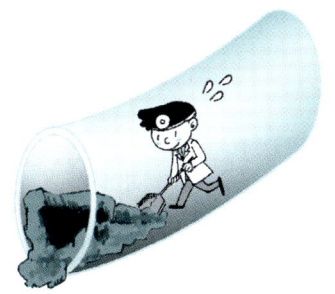

혈관내벽의 플라크를 제거하는 킬레이션 주사요법

8. 니시의학 치료 사례

1) 베체트병 완쾌(홍○○, 40세, 여자)

저는 혀와 생식기 부위에 궤양이 생기고, 집중력의 저하로 무기력하고 피곤하며, 쉽게 눈이 피로해지는 전형적인 베체트병 환자로 모 대학병원에서 치료를 받았습니다. 하지만 쉽게 호전되지 않아 병세가 더 악화되지 않을까 대단히 걱정하고 있었습니다.

그런데 다른 병의 치료 목적으로 입원하고 있던 모 대학 여교수가 신문에 난 저에 관한 기사를 읽고 연락해 입원을 권유했습니다. 2004년 1월 김진목 원장님의 진료를 받고 입원했지만 만화 시리즈의 20권 중 19권과 20권을 완성해야 하는 입장이라 치료와 작품 중 그 어느 것도 포기할 수 없는 절박한 상황이었습니다. 더군다나 저는 직업상 밤낮이 바뀔 정도로 생활환경이 달랐습니다. 결국 작업을 마무리해야 하는 책임 때문에 병행치료를 결정하고 다른 분들과 똑같이 치료받고 취침시간부터 자정이 넘도록 별도의 자리를 마련하여 계속 그림을 그렸습니다. 낮에도 틈만 나면 만화를 그렸습니다.

우선 니시의학적 건강생활을 실행하고 체력 회복 및 체질개선에 초점을 맞추었습니다. 1일 2식, 생수와 감잎차, 생식요법, 6대 운동법칙, 대형 니시운동기의 활용, 특히 모관운동과 붕어운동을 포함한 전신운동, 마그밀에 의한 변비 해소, 대기요법 1일 4~6회,

냉온욕, 한천단식 요법, 비타민 C주사 등을 열심히 실행했습니다. 하루가 다르게 집중력이 향상되어 그림을 그려도 쉽게 지치지 않았고 밝게 웃을 수 있는 마음의 여유도 생겼습니다. 무엇보다도 작업을 계속할 수 있는 시간이 길어진 것에 대해 대단히 만족했습니다.

3주간 치료 후 퇴원해서는 작업실에 시설을 갖추고 원장님의 지도에 맞춰 자가치료를 시작했는데, 시간이 갈수록 회복 속도도 빨라져 건강상태가 아주 좋아졌습니다. 그때 입원을 권유해 준 그 교수님께 진심으로 감사드립니다.

2) 비인두암 치유(장○○, 47세, 여자)

모 대학병원에서 2004년 1월 비인두암으로 수술 불가 판정을 받고, 모 의료원에서 2004년 2월부터 세 차례에 걸쳐 항암치료를 받았습니다. 평소 지인으로부터 니시의학에 대해 익히 들어온 탓에 별로 망설이지 않고 1차 항암치료 후 곧바로 김진목 박사님의 상담을 받고 입원했습니다. 입원 직전의 검사에서 왼쪽 목 부분과 간까지 전이되었다는 것을 알았습니다.

항암치료로 백혈구와 혈소판 수치가 현저히 감소되어 있고 체력도 약해져 있었기 때문에 체력회복과 면역증강에 주안점을 두고 치료를 받았습니다. 1일 2식, 생채소식과 현미식 식단, 대기요법 1일 7회, 대형 니시운동기에 의한 전신운동, 냉온교대욕, 해운대 바닷가와 동백섬 산책하기, 6대 운동법칙 실행 등 니시의학적 치료와 함께 비타민 C 고단위 주사, 미슬토(겨우살이) 주사, 면역증강제 등을 병행하는 통합의학적 치료를 했습니다.

2차 및 3차 항암치료 후 즉시 재입원하여 위와 똑같은 방식의 치료를 계속했습니다. 그 결과 주위 분들로부터 암환자인지 모르겠다는 이야기와 함께 치료받았던 의료원 담당교수로부터 코와 목 부위가 놀랄 정도로 많이 좋아졌다는 이야기를 들었습니다. 2004년 5월 실시한 복부 CT촬영 결과 종양 크기의 변동이 없으며 새로운 병소도 발견되지 않았다는 설명을 들었습니다. 앞으로는 항암치료를 받지 않고 니시의학을 비롯한 통합의학적 치료만으로 암을 극복하고 건강을 누릴 계획입니다.

9. 니시의학에서의 해독

1) 관장 & 세장

'인체는 하나의 거대한 화학공장'이라는 말처럼 섭취된 음식물은 체내에서 복잡한 화학작용을 거쳐 영양분으로 흡수하고 생활활동의 결과로 생긴 노폐물은 체외로 배설한다. 이러한 신진대사가 완벽하게 이루어지면 건강에 아무런 이상이 없지만 그러지 못하면 노폐물이 남는다. 특히 장내에 대변이 남아 머무르는 변비는 만병의 원인이다.

야생동물은 변비도 없고 설사도 없으며, 그 대변이 완전히 소화되기 때문에 냄새도 없다. 인간은 설사를 하다가 변비가 되기도 하고, 그 변비 때문에 위장병도 생기고 뇌출혈을 일으키기도 한다. 인간은 직립보행하는 관계로 역학적으로 내장이 쳐지고, 대소장도 차츰 탄력성을 잃고 늘어져 겹치고 구불구불해진다. 이른바 위무력증, 거대결장, 장염전, 장중첩증 등이 초래될 수 있다. 그 결과 장벽에 많은 주름이 잡혀 대장에 대변이 정체되고, 소장의 내벽에도 여러 물질이 달라붙어 장의 기능이 장애를 받는다.

대장이나 소장의 내벽 주름에 붙은 점액성 플라크가 '숙변'이다. 숙변은 장내에서 부패 발효를 일으켜 해로운 화학물질을 발생시키고, 이것이 혈액 속으로 흡수되어 만병의 원인을 조성한다. 중국 고서에 있는 "장생(長生)을 원하면 장내(腸內)를 깨끗이 하며, 불사(不死)를 바라면 장내 찌꺼기를 없애도록 하라."는 말은 장내를 깨끗이 하고 찌꺼기를 없애려면 장내에 숙변이 고이지 않도록 해야 한다는 것이다. 숙변이 정체되면 장이 마비되고 뇌의 혈관이 파열 또는 팽창해서 그곳에 각종 세균이 들끓으며, 뇌출혈이나 노쇠의 원인이 되기 때문이다.

장청소는 말 그대로 장을 깨끗이 하는 것이다. 노벨의학상 수상자 엘리 메치니코프(Elie Metchnikoff) 박사는 "장을 깨끗이 해야 장수할 수 있다."고 역설했다. 장을 깨끗이 하는 방법은 여러 가지가 있지만 가장 효과적인 것이 단식이다. 단식을 통해 장 내용

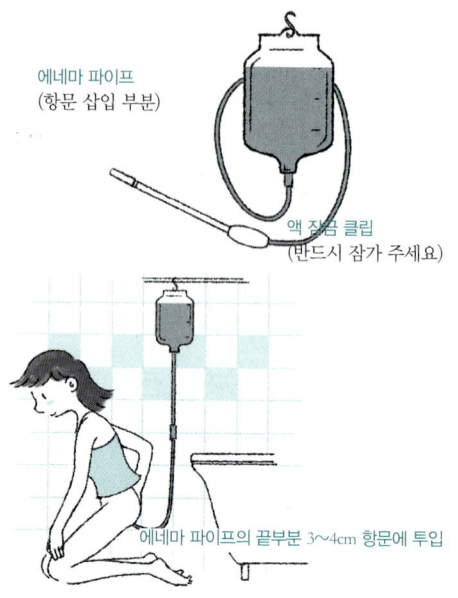

1. 관장액(물 500㎖ + 마그밀 4정)의 온도는 38~42℃ 정도로 한다.
2. 호스 안에 공기가 들어 있거나 파이프의 끝이 막혀 있는지 확인 뒤 호스 안 공기를 빼주어야 한다.
3. 관장액을 관장기에 넣을 때 반드시 잠금 장치가 잠겨 있는지 확인한다.
4. 잠금 장치가 잠긴 상태에서 에네마 파이프 3~4cm를 항문에 삽입 후 주입한다.

※관장은 식전이나 공복 시간에 하는 게 좋다.

관장하는 방법

물이 없어지면 오랫동안 차여 있던 숙변들이 저절로 떨어져 나온다. 숙변은 아니더라도 오래 정체된 변비를 배출해 주는 방법으로는 변완화제를 복용하는 방법이다. 장을 깨끗이 비우는 목적은 달성할 수 있으나 장 내용물이 급속히 통과하면서 장내 점막에 상처를 줄 수 있고, 소장과 대장까지 손상을 줄 수 있기 때문에 이 역시 바람직하지 않다.

그래서 가장 쉽고 효과적인 방법으로 대장 세척을 선택할 수 있다. 대장 세척은 관장과 세장이 있다. 관장은 우리가 흔히 행하는 시술이지만, 세장은 다소 생소할 수 있다. 세장은 항문 조금 안쪽으로 가느다란 관을 삽입하여 그 관을 통해 세척액을 대장 안으로 주입하여 대장을 세척하는 시술이다. 이를 통해 오래된 변비를 쉽게 배출시킬 수 있으며, 변완화제를 쓸 때 초래되는 소장과 대장의 손상을 피할 수도 있다. 관장은 보통 체온보다 약간 높은 온도의 깨끗한 물에 수산화마그네슘을 섞어서 500cc 가량을 항문으로 주입한 후, 붕어운동을 행하여 장의 연동운동을 촉진시킨 후 배설하게 된다. 이때 가능한 오래 참을수록 결과가 좋지만 보통 10~15분이 좋다. 미온수에 유기농 원두커피를 섞은 커피 관장은 커피 성분이 담즙분비를 촉진하여 간청소 효과까지 얻을 수 있다.

세장은 관장의 10배 이상 세척액을 주입하는데, 관장처럼 한꺼번에 주입하는 것이 아니라 일정량을 주입하여 변비를 씻어내는 것을 반복하는 시술이다. 그러므로 6,000cc 내지 18,000cc를 주입한다고 하더라도 전혀 겁낼 필요는 없다. 양이 많을수록 배출되는 변비의 양이 증가하며 대장은 더욱 비워져 만족감도 향상된다.

아무리 좋은 장청소이더라도 남용은 금물이다. 대장을 게으르게 만들어 자칫 습관성 관장 체질로 바뀔 수 있다. 가끔씩 관장을 통해서만 배변을 할 수 있는 사람을 보는데 그들이 바로 습관성 관장 체질자이다. 또 대장에 심각한 질환이 있거나 암으로 변비가 생긴 경우는 관장이나 세장이 오히려 병을 악화시킬 수도 있으니 반드시 전문의의 진찰을 받은 후에 행하여야 한다.

2) 피부 호흡에 좋은 풍욕(대기요법)

니시의학에서는 피부를 단련하기 위하여 풍욕과 냉온욕을 권장한다. 풍욕은 피부호흡을 활발하게 하여 노폐물을 체외로 내보내고 산소를 흡수한다. 체내에 생기는 일산화탄소는 세포를 암으로 만드는 큰 요인이다. 산소는 일산화탄소를 무해한 이산화탄소로 변환시켜 피부 작용을 좋게 하며 암의 예방과 치료에도 탁월한 효과를 발휘한다. 그러므로 풍욕법은 암뿐만 아니라 심장질환, 간질환, 위궤양, 천식 등에도 효과가 있다. 독일의 유명한 학자 오토 월부르크도 "조직의 만성적인 산소결핍이 암의 원인이다."고 말했다.

풍욕(대기요법) 시간표

횟수	탈의 시간	착의 시간	탈의 중 운동 프로그램	주의 사항
1회	20초	1분	발목상하운동	1. 창문을 열고 통풍이 잘되도록 한다.
2회	30초	1분	발목선형운동	2. 이불은 계절에 덮는 것보다 조금 더 두꺼운 정도로 한다.
3회	40초	1분	발목선형운동	3. 되도록 모든 옷을 다 벗고 하는 것이 좋다.
4회	50초	1분	발목상하운동	4. 착의 중에는 이불을 목에서 발끝까지 덮는다.
5회	60초	1분 30초	붕어운동	5. 초기에는 모관, 붕어, 발목운동만으로 시작한다.
6회	70초	1분 30초	붕어응용운동	6. 탈의 시간을 철저히 준수한다.
7회	80초	1분 30초	모관운동	
8회	90초	2분	모관응용운동	
9회	100초	2분	합장합척운동	
10회	110초	2분	배복준비운동	
11회	120초	2분	배복본운동	
합계	770초	990초	1760초(29분 20초)	

풍욕은 먼저 창문을 열어 환기를 시키고 옷을 모두 벗은 상태에서 이불을 덮어 쓴다. 그리고 시간에 맞추어 벗었다 덮는 동작을 반복한다. 처음에는 20초간 벗고 60초간 덮고, 30초간 벗고 60초간 덮고, 40초간 벗고 60초간 덮는다. 이런 식으로 시간을 점차 늘려 120초까지 풍욕을 실시한다. 환자의 경우는 첫째 날엔 이불을 벗는 것을 70초까지로 한다. 둘째 날엔 80초, 셋째 날은 90초까지 한다. 매일 10초씩 늘려 여섯째 날부터는 120초까지 한다. 한 달 동안 쉬지 않고 계속 하고, 이틀 내지 삼 일 휴식한 뒤 다시 한다. 이러한 방식으로 3개월간 계속한다.

시간을 일일이 재면서 하는 것이 쉽지 않으므로 풍욕을 위한

CD를 준비하면 도움이 된다. 오디오에서 지시하는 대로 벗고 덮는 것을 반복하며, 벗고 있는 동안에 6대 운동법칙을 함께 시행하면 그 효과를 배가시킬 수 있다. 그러나 말기 암환자나 체력이 저하되어 있는 사람은 꼭 운동을 하지 않더라도 이불을 벗었다 덮었다 하는 풍욕만으로도 효과를 느낄 수 있다.

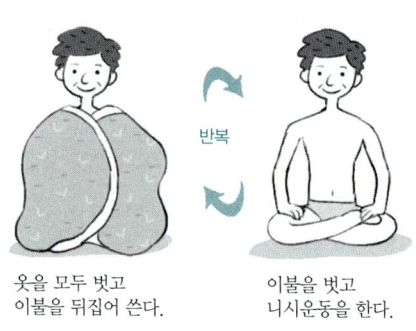

옷을 모두 벗고
이불을 뒤집어 쓴다.

이불을 벗고
니시운동을 한다.

올바른 풍욕법

풍욕은 해가 뜨기 전과 해가 진 뒤에 하는 것이 원칙이지만 낮에 해도 상관없다. 그리고 풍욕 후에 바로 냉온욕을 하는 것은 상관없으나 냉온욕을 한 뒤에는 1시간 후에 풍욕을 하도록 한다. 식사 전후에도 30분 이상의 간격을 두어야 한다. 풍욕은 하루 4회를 기본으로 하는데, 암환자 같은 난치병 환자는 횟수가 많을수록 치료효과도 증대된다.

Chapter_ 5
운동

Chapter_ 5
운동

1. 유산소운동과 무산소운동

운동은 유산소운동과 무산소운동으로 나뉜다. 유산소운동은 편안한 호흡을 지속하면서 할 수 있는 운동이고, 무산소운동은 힘이 들고 숨이 차서 오래 지속할 수 없는 운동이다. 큰 힘을 들이지 않고도 할 수 있는 유산소운동은 몸속에 최대한 많은 양의 산소를 공급시킴으로써 심장과 폐의 기능을 향상시키고 혈관조직을 강하게 하는 효과가 있다. 따라서 장기간에 걸쳐 규칙적으로 실시하면 운동부족과 관련이 높은 고혈압, 동맥경화, 고지혈증, 허혈성 심장질환, 당뇨병 등의 성인병을 적절히 예방할 수 있을 뿐만 아니라, 비만 해소와 노화현상을 지연시킬 수 있다. 조깅, 달리기, 수영, 자전거 타기, 에어로빅댄스, 크로스컨트리, 마라톤 등이 여기에 속한다.

운동을 심하게 하지 않으면서도 근육을 적당히 수축·이완시켜 최대의 효과를 거두려면 운동 강도, 운동 지속시간, 운동 빈도 등을 고려해야 한다. 운동 강도는 최대운동능력의 40~85% 범위에서 하는 것이 보통이다. 일반적으로 건강한 성인은 60~80% 범위에서, 최대운동능력이 낮거나 운동을 처음 시작하는 사람은

40~60% 범위에서 운동을 하는 것이 좋다. 운동 시간은 운동 강도에 따라 다른데, 일반적으로 준비운동과 정리운동을 제외하고 1회에 15~60분 정도가 적당하다. 운동 빈도는 각 개인의 건강과 체력수준에 달려 있다. 정상 성인의 경우에는 최소한 일주일에 3회 정도 운동을 해야 심폐 지구력이 향상되는데, 체력수준이 높아지면 5회 정도로 늘려야 심폐 지구력이 지속적으로 향상된다. 최대 운동능력이 낮은 사람은 1회 운동 시간을 5분 정도로 시작하여 하루에 3~4회 정도로 나누어서 하는 것이 좋다. 운동 빈도를 주 5회 이상으로 할 경우에는 걷기, 달리기 등 체중 부담을 안고 하는 운동과 수영, 자전거 타기 등 체중 부담이 없는 운동을 번갈아 실시하는 것이 좋다.

무산소운동은 산소가 충분하지 않거나 없는 상태에서 이루어져 숨이 차고 힘들어 2~3분 정도밖에 지속할 수 없는 단시간 운동이다. 무산소운동을 할 때 숨이 찬다는 말은 운동에 필요한 산소가 부족하다는 뜻이다. 테니스와 배구 등의 서브나 스파이크, 단거리 달리기, 팔굽혀펴기, 던지기 경기, 도약 경기, 씨름, 잠수, 역도 등이 여기에 속한다.

산소 섭취량이 운동 시 필요한 아데노신3인산(ATP)을 공급하는 데 소요되는 산소량에 미치지 못하기 때문에 운동에 필요한 ATP 공급을 위해 인원질(ATP-PC) 시스템과 젖산 시스템이 작용한다. 저장된 글리코겐에서 포도당을 만들어내는데, 이때 근육과 혈액

내에 젖산이 쌓이게 된다. 산소가 부족한 상태에서 젖산 함량이 많아지면 젖산이 산화되지 못하므로 글리코겐이 재합성되지 못한다. 결국 근 수축에 필요한 연료가 떨어지는 글리코겐 저장량 고갈 상태가 된다. 이러한 변화가 피로의 원인이 되어 운동을 중지하거나 운동 강도를 줄이게 한다. 그러므로 높은 젖산 함량을 견디는 능력과 피로감을 참는 것이 대부분의 운동 경기를 승리로 이끄는 선행조건이 되는 것이다.

2. 걷기는 건강의 기본

인간의 가장 기본적인 운동인 걷기는 산소섭취량 증대, 심폐기능 강화, 신진대사 촉진, 병에 대한 저항력 증가 등 다양한 효과를 준다. 단순히 걷기보다는 '적극적으로 걷는다.'는 의식적인 측면을 강조하는 '걷기운동(Exercise Walking)'은 원래 군대의 행진에서 비롯되어 레포츠로 대중화되었다. 걷기는 가장 안전하면서도 누구나 즐길 수 있는 간단한 유산소운동이다. 특히 과체중인 사람이나 노인, 심장병 환자를 위한 재활운동 프로그램으로도 많이 활용한다. 그리고 앉아서 생활하는 시간이 많은 현대인에게 심폐기능이나 비만의 예방과 치료에도 효과가 있다.

걷기운동은 걷는 속도보다 걷는 시간이 더 중요하다. 일반적으로 많은 사람이 땀을 뻘뻘 흘리면서 숨이 턱에 차오르도록 뛰어야 건강에 좋을 것으로 착각하고 있다. 하지만 전문가의 연구에 따르면 두 발이 교대로 걸을 때 한 발은 반드시 바닥과 붙어 있는 상태이지만, 뛰면 두 발이 모두 공중에 떴다가 한 발씩 바닥을 딛는다. 그러므로 발목이나 무릎에 오는 충격이 걷기의 세 배 이상이 되어 손상을 많이 준다. 뿐만 아니라 속도를 올려 숨이 가빠지면 산소 공급이 저하되어 무산소운동이 되므로 체지방의 연소작용이 일어나지 않아 다이어트나 성인병의 치료에는 도움이 되지 않는다.

대략 40분 이상, 3킬로미터 내외를 일주일에 3~4회 정도 실시하는 것이 바람직하며, 숙달되면 걷는 속도를 점차 빠르게 하면서 주당 실시 횟수를 늘려 운동량을 증가시키는 방법이 효과적이다. 체력수준이 낮거나 연령이 높을 경우에는 더 낮은 단계, 즉 운동 시간은 가급적 동일하되 걷는 속도를 천천히 하다가 익숙해지는 정도에 따라서 점차 속도, 시간, 거리를 증가하도록 한다. 그리고 걷기 전에는 허리, 무릎, 다리, 발목, 목, 어깨, 팔, 손 등의 순으로 근육을 신장하는 스트레칭을 하는데 한 동작을 15~30초 정도 유지하면 된다. 스트레칭을 할 때 반동을 주면 근육이나 인대에 손상이 올 수 있으므로 서서히 스트레칭 하는 것이 좋다.

걷기운동은 다리 근육의 단련과 체지방을 연소시켜 비만 치료에 효과적이며, 성인병을 예방하는 혈당과 중성지방수치를 낮춰준다. 심폐기능을 강화하고 하체운동을 통해 뇌에 자극을 주어 뇌를 젊게 유지한다. 그리고 체중부하 운동인 걷기는 골다공증의 예방에도 좋다.

걷기운동 시 주의할 점은 다음과 같다. 먼저 발에 맞는 운동화를 준비한다. 신발 앞부분이 잘 구부러지고 바닥과 뒤꿈치에 쿠션이 있어 충격을 흡수하며, 발등 부분에 통기성이 있는 조깅화가 좋다. 둘째, 시간계획을 짠다. 처음 1~2주간은 준비기간을 갖도록 하고, 일주일에 3회 정도로 하여 일정한 시간대를 정해놓고 실시하며, 점차로 횟수와 운동 지속시간을 늘리는 것이 좋다. 셋째, 운동할 장소를 물색한다. 언제든지 손쉽게 운동할 수 있는 가까운 곳으로 공기가 맑고 쾌적한 공원이나 숲이 우거진 곳이 좋다. 또한 너무 가파르지 않는 평지가 좋으며 딱딱한 아스팔트보다는 흙이 있는 운동장이나 잔디가 있는 곳을 선택한다. 겨울철이나 여름철처럼 기후 조건이 좋지 않을 경우 실내로 대체한다. 넷째, 허벅

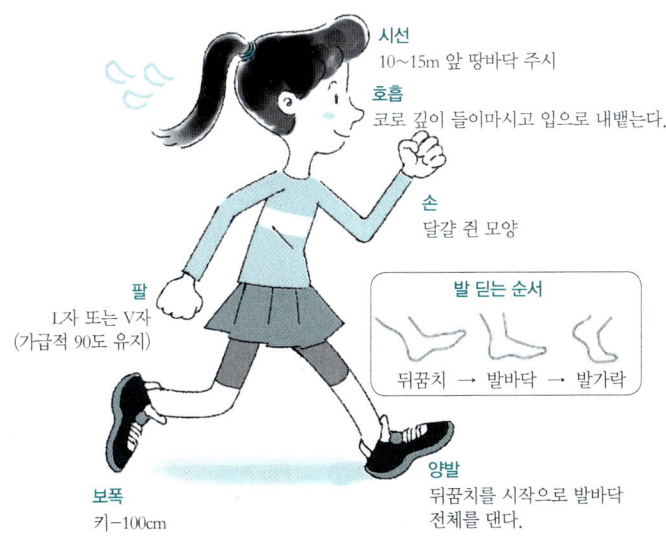

올바른 걷기 자세

※출처:한국워킹협회

지·엉덩이·장딴지 근육과 아킬레스건 늘이기 등 스트레칭 체조와 특정 부위의 근력강화운동을 실시한다. 다섯째, 식사 후 걷기를 실시한다. 운동은 소화를 도우며 실제로 부수적인 칼로리를 연소시킬 수 있다. 위가 빈 상태에서 1킬로미터 걷기로 100칼로리를 연소시켰다면 식후 걷기는 115칼로리 정도를 태울 수 있다. 섭취한 지방이 체지방으로 축적되기 전에 태워버리는 것이다. 여섯째, 지나치게 보폭을 크지 않도록 한다. 빠르게 걸을 때 보폭을 크게 하는 것은 당연하지만 지나치게 크게 뻗으면 정강이 앞부분의 통증을 초래할 수 있다. 마지막으로 지속적인 운동을 위해 동반자와 같이하는 것이 좋다.

3. 운동에 관한 잘못된 상식과 진실

1) 좋은 체격을 갖기 위해서는 유산소운동이 더 효과적이다

그냥 앉아서 아무것도 하지 않는 것보다는 걷기운동이 몸매를 가다듬는 데 좋다. 그러나 더 좋은 것은 역기나 아령으로 하는 웨이트 트레이닝이다. 웨이트 트레이닝을 통해 육체가 체지방을 소모시키는 신진대사율을 현저히 높일 수 있다. 근육이 늘어나면 신체는 새로운 근육을 지탱하기 위해 더 많은 에너지를 필요로 한다. 그러므로 체지방을 빼려는 사람에게는 웨이트 트레이닝이 유산소운동보다 더 효과적이다.

유산소운동만 한다면 아무리 음식 섭취량을 줄이더라도 최상의 결과를 얻을 수 없다. 물론 체중을 줄일 수는 있지만 전체적인 모습을 변화시킬 수 없다. 웨이트 트레이닝을 하면 체지방이 소모될 뿐만 아니라 몸매까지 바뀐다. 어깨는 넓어지고 허리는 더욱 가늘어진다. 팔에 근육이 형성되고 복근에 가늘게 윤곽이 잡히며, 다리에 힘이 실린다. 힘이 세지고 자신감이 생기며 강력해지는 것이다.

2) 운동을 하면 어떤 음식을 먹어도 괜찮다

예전에 비해 운동을 즐기는 사람이 많다. 그런데도 비만과 다양한 건강문제로 고통 받는 사람이 증가하고 있다. 사람들은 육체적으로 활발한 활동을 할 경우 비활동적일 때보다 더 많은 영양이 필요하다는 사실을 간과하기 때문이다. 이러한 중요한 문제에 대해 잘못 알고 있는 사람들에게 "육체가 필요로 하는 최적의 영양을 섭취하지 않고서는 절대로 당신이 바라고 원하는 성과를 얻을 수 없다."고 말하고 싶을 정도다.

운동 후 체력회복에 필요한 영양을 체내에 축적하지 않는 것은 마치 가스가 떨어진 라이터에 불을 켜기 위해 연신 부싯돌을 치는 것과 같다. 연료가 떨어진 라이터는 불이 붙지 않는다. 연료와 불꽃 두 가지 모두가 있어야 하는 것이다. 만약 당신이 계속 라이터를 켜는데 불이 붙지 않는다고 상상해 보자. 아마도 당신은 라이터를 내팽개칠 것이다. 운동도 마찬가지다. 영양을 적절하게 섭취하지도 않은 채 라이터만 켜다가 절망한 나머지 포기해 버린다.

라이터에 가스를 공급하듯 영양을 적절하게 섭취하는 일도 운동 못지않게 중요하다는 사실을 절대 잊지 말아야 한다.

3) 여자가 웨이트 트레이닝을 하면 몸집이 커진다

우리 몸은 같은 무게의 지방이 차지하는 부피가 근육에 비해 다섯 배나 많기 때문에 둔부나 넓적다리에 붙은 지방을 똑같은 무게의 근육으로 바꾼다면 부피가 지금보다 훨씬 작아진다. 웨이트 트레이닝을 하면 몸집이 커지지 않을까 걱정하는 여성에게 이 사실을 강조하고 싶다. 지방을 근육으로 바꾸면 살이 빠짐으로써 나타날지도 모르는 쇠약증을 느끼지 않고도 놀랄 만한 변신을 도모할 수 있다. 사실상 여자들은 근육이 너무 많아질까 봐 걱정하기보다는 충분한 근육을 쌓는 데 더 신경 써야 할 것이다.

4) 운동 시간이 길면 길수록 좋다

간단하고 집중적이며 효과가 높은 운동을 한다. 근육을 자극하고 지방을 제거해 주는 데 필요한 운동은 주 4시간 정도면 충분하다. 남들이 어떻게 생각하든 운동 시간이 길다고 좋은 것은 아니다. 운동을 많이 하고도 성과를 거두지 못하는 사람들 대부분은 운동 시간을 줄이면 좋은 결과를 얻을 수 있다는 생각을 미처 하지 못한다. 운동 시간을 줄이기는커녕 오히려 시간을 늘리고 횟수도 늘린다. 많은 것이 무조건 좋다는 잘못된 생각 때문이다.

5) 근육은 운동하는 동안 자란다

집중적인 운동은 불꽃에 불과하고, 경이로운 변화는 운동 후 쉬고 있을 때 일어난다. 웨이트 트레이닝과 같은 근력운동의 원리는 운동으로 근육섬유에 부담을 주면서 약간 손상시킨 후, 근육 재생력을 동원해 이에 반응하도록 하는 것이다. 그리고 반응에 필요한 에너지는 체내에 저장된 지방에서 얻는다. 물론 근육성장을 촉진시키기 위해서는 아미노산, 비타민, 미네랄, 크레아틴 등의 영양소도 필수적이다.

근육세포를 하나의 건물로, 운동을 미동의 지진으로 생각해보자. 지진으로 건물에 구조적인 파손이 생기면 보수 팀이 달려와 파손된 부분을 수리한다. 수리된 부분은 예전보다 더 튼튼해진다. 이게 바로 웨이트 트레이닝을 마친 후에 효과적으로 일어나는 변화를 설명한 것이다. 만약 건물의 보수작업이 끝나기도 전에 또다시 지진이 일어난다면 건물은 큰 손상을 입고 강해지기는커녕 더욱 약해질 것이다. 운동 후 휴식을 취하는 사이에 근육이 형성된다는 사실을 기억하자. 근육이 상처를 치유할 때마다 더욱 강해지고 굳건해진다는 사실도 잊지 말자.

운동하는 사이에 근육에 필요한 영양소를 공급하여 몸을 연소시켜주어야 한다. 그리고 피로 회복을 위해서는 운동하는 사이사이에 적당한 휴식을 취해 긴장을 풀어주어야 한다. 근육이 재형성될 틈도 주지 않고 계속 운동을 한다면 회복과정에 방해가 되어 오히려 좋지 않은 결과를 초래할 것이다.

6) 체중을 줄이려면 음식섭취량을 줄여라

체중을 줄이고 건강을 증진시키는 데 범하기 쉬운 실수는 음식섭취량을 급격히 줄이는 일이다. 그렇게 해서는 아무 소용없다. 가장 좋은 결과를 얻으려면 육체에 대항하지 말고 협력해야 한다. 알다시피 우리의 몸은 수만 년의 진화과정을 통해 지금의 모습을 갖추었다. 우리의 유전 프로그램은 육체의 효소 생산을 통제할 수 있는 능력을 부여하는데, 이 효소는 다시 모든 신진대사를 통제한다. 때문에 음식섭취량을 크게 줄이면 우리 몸은 지방소모율을 낮추는 것으로 반격한다. 즉 이 난관을 극복하기 위해서 신진대사율을 낮추고 근육조직을 줄이는 것이다.

누구나 억지로 음식섭취량을 급격하게 줄이면 체중이 감소한다. 그러나 이때 감량되는 체중의 절반은 근육조직을 희생시킨 결과다. 근육은 우리 몸의 신진대사를 위한 용광로이기 때문에 우리가 수면을 취하는 동안에도 근육은 에너지를 소모한다. 체지방의 상당 부분이 바로 이 근육에 붙어 있다. 식이요법을 중단하면 체중이 이전보다 더 많이 불어나는 것은 근육을 잃어 육체가 효과적으로 체지방을 소모하는 기능을 상실했기 때문이다. 다시 체지방을 줄이려면 음식을 더욱 줄여야 한다. 그러나 결국에는 음식을 줄일 수 없으므로 더 많은 체지방이 생긴다. 이것이 요요현상이다. 따라서 체중 감량을 위해 무조건 먹지 말아야 한다는 생각은 버려야 한다. 날씬하고 튼튼한 육체를 만들려면 양질의 영양소가 많이 필요하다는 사실을 잊지 말자.

7) 관절에 이상이 있으면 반드시 쉬어야 한다

일반적으로 관절에 이상이 있으면 쉬는 것이 원칙이다. 그러나 만성적 관절 이상인 경우에는 꾸준한 운동이 치료에 도움 된다. 단, 관절이 심하게 부었거나 붉게 변색된 경우에는 반드시 쉬어야 하고 세균감염이 없는지 전문의의 진찰이 필수적이다. 붓거나 붉은 것은 염증이 진행 중이라는 것을 의미하기 때문이다. 그러나 관절 주위에는 많은 근육과 힘줄이 있어 관절이 휴식하면 주위 구조물들도 함께 휴식을 하므로 근육 약화를 초래할 수 있다. 따라서 급성 병증이 없는 경우에는 반드시 운동을 계속 해줘야 한다.

무릎은 무릎뼈 주위의 근육이 약화되면 뼈를 사방에서 고정시키고 있던 근육들의 힘이 약해져 무릎뼈의 유동성이 증가되므로 무릎관절 전체가 약해진다. 이를 방지하기 위해 무릎을 약간 구부렸다 펴는 운동을 하면 무릎관절 주위 근육이 단련된다. 기마자세로 무릎관절을 30도 정도 구부렸다 펴는 동작을 반복할 때는 무릎을 구부린 상태에서 허벅지 근육이 뻐근해질 정도로 버티는 것이 좋다. 뻐근해지면 쉬었다 다시 반복하는데 뻐근해지는 정도는 사람에 따라 차이가 있다. 대퇴사두근이 발달되어 있는 사람은 오랫동안 버틸 수 있을 것이고, 그렇지 못한 사람은 구부리는 동작 자체가 힘들 수도 있다. 이 동작을 하루에도 수시로 반복하는 것이 좋지만 통증이 있으면 무리하지 말고 구부리는 각도와 횟수를 줄이도록 한다.

그 외에도 무릎관절이 약한 사람에게 추천하는 운동으로 걷기 운동이나 물속에서 걷기가 있는데 그냥 걷기보다 껑충껑충 걷는 것이 좋다. 껑충껑충 보폭을 크게 해서 걸어야 무릎강화에 도움이 된다. 자전거 타기는 발이 아래로 내려갔을 때 다리가 쭉 펴질 정도로 높이를 조절하면 좋다. 수영도 무릎관절에 좋은 운동이지만 무릎에 과중한 부담을 주는 평영은 피하는 게 바람직하다. 결론적으로 관절염은 급성만 아니라면 지속적으로 운동을 해줘야 한다. 관절염은 결코 쉬어야 할 병이 아니다.

4. 4대 건강원칙

인간은 피부로 외부와 접하고 영양에 의해서 개체의 성장과 유지가 가능하며, 사지에 의해서 운동을 하고 고귀한 정신에 의해서 전신을 통솔한다. 따라서 인체의 건강이 피부, 영양, 사지, 정신에 의해 결정되는 것을 4대 건강원칙이라고 한다. 이 네 가지는 서로 긴밀하게 연관되어 있어서 하나하나를 따로 떼어놓고는 참된 건강체를 논할 수 없다. 예를 들어 술을 마시면(영양) 얼굴이 붉어지고(피부), 다리가 휘청거리며(사지), 기분이 명랑해진다(정신). 또

팔과 다리를 써서 작업을 하면(사지) 땀이 배어나고(피부), 배가 고파 오며(영양), 피로를 느낀다(정신). 결국 인체는 하나의 유기체로 4대 건강원칙에 의해 좌우된다는 것이다.

피부는 외부에 보이는 부분만이 아니라 호흡기, 소화기, 비뇨기 등의 내피까지도 해당하며 우리 신체의 문단속을 담당한다. 이 피부를 항상 청결히 하고 올바른 영양보급으로 항상 바른 구조를 유지하며 생리적 활동이 잘 발휘되도록 해야 한다. 영양은 우리 몸에 대단히 중요한 역할을 하는데 고칼로리 식사로 혼동해서는 안 된다. 무엇을, 언제, 어떻게 먹는 것이 건강에 도움이 되는지 항상 신경 써야 한다. 사지는 인간의 직립보행 특성상 척추와 하체가 체중을 지탱하므로 고장이 생기기 쉽다. 평소에 척추와 발의 건강을 악화시키는 원인에 대해 잘 숙지하고, 운동과 바른 자세로 관리를 잘하는 것이 매우 중요하다. 정신은 육체 전반을 통솔하고 일체를 이루고 있어 정신상태의 좋고 나쁨에 따라 전신의 기능에 영향을 미친다. 항상 긍정적인 마음가짐을 갖도록 해야 한다.

5. 6대 운동법칙

인류는 네 발로 걸으면서 앞쪽으로 구부린 자세에서 점차 허리가 바로 서고, 등뼈나 목뼈도 똑바로 서기에 알맞은 구조로 진화했다. 그러나 직립은 몸 여기저기에 무리를 준다. 등뼈의 어긋남은 척수신경의 기능에 장애를 일으켜 내장의 모든 기관에 고장을 일으킨다. 또한 혈액을 비롯한 림프액 등 체액의 순환을 나쁘게 한다. 마디마디의 아픔이나 어깨의 결림, 요통 등으로 발현한다. 이러한 등뼈의 어긋남을 개선하여 혈액순환을 좋게 하는 것이 6대 운동법칙이다. 평상 사용, 경침 사용, 붕어운동, 모관운동, 합장합척운동, 배복운동 등 6대 운동법칙은 뒤에서 자세하게 설명하기로 한다.

6. 과도한 운동은 건강을 해친다

과도한 운동은 활성산소를 발생시켜 오히려 건강을 해친다는 사실은 널리 알려져 있다. 하지만 과도한 운동 중에 발생하는 부상도 건강을 해치기는 마찬가지다. 부상은 준비운동 부족이 가장 많으며, 체력이나 근력에 비해 너무 지나친 운동량으로도 발생한다. 주의부족으로 다른 사람에게 상해를 입히거나 충돌로 서로가 다치기도 한다. 그 외에 운동하는 환경이 적절치 못하여 부상을 입는 경우도 적지 않다.

운동 중 부상을 예방하기 위해서는 근력과 유연성을 증가시키고 심폐 기능을 향상시키는 일이 필요하다. 즉 경기력을 향상시키기 위해 해당 스포츠의 기술을 습득하는 노력도 중요하지만, 그 스포츠를 수행할 때 요구되는 부위의 근육을 강화시키고 유연성을 키우는 일이 더 중요하다는 말이다.

운동을 하면 근육에 젖산 등 피로물질이 생겨 ATP의 재합성을 방해하기 때문에 휴식과 탄수화물, 단백질의 섭취를 통해 피로물질을 제거하고 손상된 근육을 복구해야 한다. 만일 시합에서 선수처럼 사력을 다해 전신의 근력을 다 소모했다면, 체력을 회복하는 데 많은 시일이 걸린다. 프로야구 투수가 오늘 경기하고 다음 날 마운드에 서지 못하는 이유가 바로 같은 이유다. 충분히 회복되는 데는 대체로 5일 정도 걸린다.

운동 후 충분한 휴식을 취한 뒤 다시 운동을 하면 그 전보다 더 힘이 나는 것은 처음 운동할 때보다 근육도 형성되고 근육 속에 에너지가 더 충만해졌기 때문이다. 이 과정을 '초과회복'이라고 한다. 따라서 욕심 때문에 매일같이 과격하게 운동을 하면 근육 복구가 어려우며 피로도 회복되지 않아 운동이 힘들다. 게다가 몸이 힘들면 정신적으로도 나약해진다. 그러므로 하루는 격렬한 운동을 하고 하루는 설렁설렁 워킹과 스트레칭을 하면서 휴식을 취해 주는 것이 더 효과적이다. 운동 초보인 경우 매일 조금씩 자주 걸으면서 기초체력을 다져야 한다. 근육에 자극을 주지 않을 정도의 저강도 운동을 매일 하고, 운동 강도가 세어질수록 휴식 시간도 함께 늘려나가야 한다.

7. 비만의 운동요법

비만 치료에서 가장 중요한 점은 적게 먹어야 한다는 것이다. 하루에 소비되는 열량보다 많이 섭취하면 당연히 잉여 열량이 축적되어 살이 찐다. 그러므로 활동량보다 적게 먹어야 한다는 것이 비만 치료의 원칙이다. 운동 역시 중요한데 열량을 태우는 대표적인 장기가 근육이므로 근육증강운동은 비만 치료에 있어 매우 중요하다.

보통 살을 빼려고 노력하는 사람은 걷기나 조깅 같은 유산소운동을 한다. 30분 이상 운동을 지속하면 혈중 포도당과 체내에 저장되어 있던 글리코겐이 모두 소진되고, 그 시점이 넘으면 피하지방이 타기 시작한다는 이론 때문이다. 그렇지만 아무리 열심히 운동을 해도 근육이 없는 사람은 쉽게 살이 찌기 마련이다. 결론적으로 비만 치료에서 중요한 것은 유산소운동과 근육증강운동을 동시에 해야 한다는 것이다. 일반적으로 헬스장에서 처음에 스트레칭을 하고 사이클 등으로 워밍업을 한 후 체내 포도당과 글리코겐을 모두 연소시키는 근육증강운동과 러닝머신을 30분 이상 하고 정리운동을 하는 것도 위의 이론을 따른 것이다.

8. 니시의학 치료 사례

1) 뇌졸중 회복(최○○, 69세, 남자)

2003년 5월 6일, 평소와 다름없이 진료를 하던 중에 갑자기 쓰러져서 부산 모 병원으로 옮겼습니다. 혈전에 의한 뇌경색 진단이 나왔는데 청천벽력과도 같았습니다. 오래전부터 니시의학을 실천하며 나름 확신을 갖고 있던 아내가 여러 번 니시건강법을 권했으나 현대의학 전공자로서 쉽게 받아들이기 어려웠습니다. 평소 육식 위주의 식습관이 있었지만 혈압, 맥박 등이 항상 정상이었고 내과의사로서 건강관리도 잘했기 때문에 왜 이런 일이 닥쳤는지 이해가 되지 않았습니다.

이 일로 현대의학의 한계를 깨닫는 중요한 계기가 되었습니다. 수소문 끝에 한국에 처음으로 니시의학병원을 개원했다는 김진목 박사에게 통원치료를 받기로 했습니다. 좌측 반신마비로 간병인이 휠체어를 밀어줘야만 하는 불편한 통원치료였지만 아내의 도움으로 자가요법과 병행했습니다.

먼저 병의 원인이 되었던 식생활을 개선했습니다. 내장지방의 높은 수치를 정상으로 돌리기 위해 1일 2식과 4일간의 한천단식 프로그램을 실행했고, 적극적인 세장요법과 대형 니시운동기를 이용한 전신운동 특히 모관운동, 붕어운동, 발현수운동(발목에 견인장치를 달고 거꾸로 매달려서 하는 붕어운동)을 시행했습니다.

그 결과 보름 만에 체중이 76.2킬로그램에서 71킬로그램까지 내려가면서 컨디션도 좋아지고 몸도 훨씬 가벼워졌습니다. 특히 대화할 때 불편했던 발음이 점점 해소가 되었습니다. 통원치료 후 집에서 아내의 간호로 니시의학 치료법을 꾸준히 실천했습니다. 냉온욕은 물론 대기요법, 철저한 생채소식과 현미식사, 생수와 감잎차 1일 2리터 등으로 점차 회복되었고, 9개월 뒤에는 진료는 물론 혼자서 운전까지 할 수 있게 되었습니다.

니시의학과 통합의학을 깨닫게 해 준 아내가 아니었더라면 지금쯤 어떻게 되어 있을까 생각하니 지난날 식생활이 반성되었고, 통합의학의 가치에 다시금 놀랍니다.

2) 한 달 만에 15킬로그램 감량(유○○, 17세, 여자)

저는 키 162센티미터, 체중 74.8킬로그램, 체지방 40.4%로 피부는 거칠고 군데군데 여드름이 있는 여고생입니다. 평소 학업 중에 자주 피곤함을 느꼈으며, 심한 편식 및 과식과 폭식 같은 불규칙한 식습관이 있었습니다.

어느 날 아빠의 권유로 김진목 박사님에게 상담을 받았습니다. 상담 결과는 무엇보다도 평소의 나쁜 식생활과 생활습관이 문제였습니다. 마침 방학기간이라 공부와 다이어트를 병행하기로 하고 반일 통원 프로그램을 실행했습니다.

반일 통원프로그램

시간	실시 요법과 식사	실시한 곳
09:00	기상, 대기요법 1~2회, 감잎차, 생수 마시기	집
11:30~13:00	일반식 or 준비식, 사과단식(7일간), 회복식	병원
15:00~16:00	진찰 및 상담. 대형 니시운동기에 의한 전신운동	병원
16:00~17:00	세장요법 or 관장요법. 냉온욕법	병원
17:00~17:30	일반식 or 준비식, 한천단식(7일간), 회복식	집
20:00~22:00	대기요법 1~2회	집
22:00~	취침	집

집과 병원에서 1개월간 프로그램을 실행한 결과 숙변이 배출되어 피부는 좋아지고 몸도 날아갈 듯 가벼워졌으며, 특히 공부할 때 피로감이 줄어들어 집중력도 향상되었습니다. 프로그램을 마친 후 체중은 62.8킬로그램, 체지방은 32.7%가 되었고, 무엇보다 다이어트도 하면서 건강하게 살아갈 수 있는 방법까지 깨달아 너무 좋았습니다. 앞으로도 지속적이고 꾸준하게 올바른 식생활 습관에 신경을 쓰며 더 이상 옛날의 모습이 되지 않을 생각입니다.

9. 니시의학에서의 운동

1) 척추교정과 장에 좋은 붕어운동

평상 위에 반듯이 눕는다. 몸은 될 수 있는 한 일직선으로 뻗고 발끝을 가지런히 모아서 무릎 쪽으로 직각으로 젖힌다. 두 손을 목 뒤로 깍지 낀 채, 두 팔꿈치는 힘껏 펴서 벌려 물고기가 헤엄치듯 잔잔하게, 그러나 재빨리 몸을 좌우로 흔들어 진동시킨다. 아이나 병약자처럼 자기 스스로 할 수 없는 경우에는 다른 사람이 발밑 쪽에 앉거나 서서 환자의 두 발을 모아들고 좌우로 흔들어주면 된다.

붕어운동은 장내 내용물을 균등하게 하여서 장폐색이나 꼬임, 맹장염을 예방할 수 있다. 장의 연동운동을 좋게 하므로 변비가 있거나 속이 갑갑할 때 행하면 변통이 좋아지고 소화기능이 향상된다. 또 척추의 어긋남을 교정하고 신체의 좌우 조화와 균형을 도모해 준다. 따라서 척추신경에 대한 압박이나 말초신경의 마비를 제거하고 전신의 신경기능을 고르게 하며 혈액순환을 순조롭게 해 준다. 한번에 1~2분씩 아침저녁으로 1일 2회 실시하면 복통도 일어나지 않고 좋다.

붕어운동의 동작이 어려운 사람을 위하여 붕어응용운동이 있다. 평상에 반듯이 누운 상태에서 양쪽 무릎을 세워서 붙이고 두 손은 목 뒤로 깍지 끼고 팔꿈치를 한껏 벌린다. 팔꿈치로 균형을 잡고 두 무릎을 모은 채로 몸을 좌측으로 회전시켜 왼쪽 바닥에 무릎이 닿을 정도로 젖혔다가 오른쪽으로 회전시켜서 또 바닥에 닿을 정도로 하는 동작을 좌우로 번갈아 해 준다. 이 동작은 평소 허리가 안 좋은 사람이 행하면 허리가 튼튼해지는 운동으로 이미 많은 사람이 해본 경험이 있을 것이다.

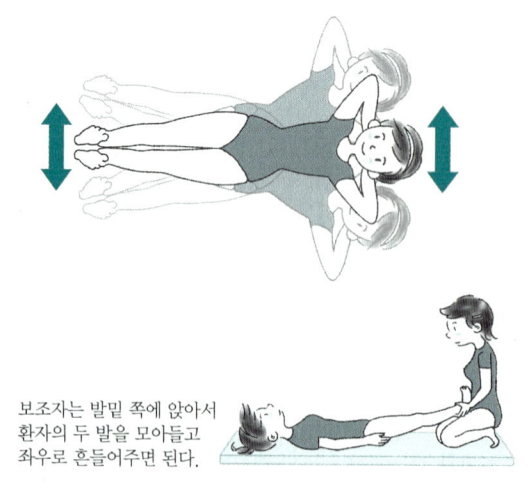

보조자는 발밑 쪽에 앉아서 환자의 두 발을 모아들고 좌우로 흔들어주면 된다.

붕어운동

잠자기 직전에 1~2분가량 행하고, 아침에 깨자마자 일어나기 전에 이 붕어운동과 모관운동을 같이하고 일어나는 습관만 들여도 건강에 큰 도움이 될 것이다. 특히 연세가 있어 아침에 일어날 때 온몸이 찌뿌드드하고 허리와 관절이 잘 움직이지 않는 등 퇴행성관절 증상이 있는 사람이 행하면 일어나기도 한결 부드럽다.

2) 심장, 신장 기능을 강화하는 모관운동

모세혈관 발현운동이라고도 하는데, 보통 줄여서 모관운동이라고 한다. 평상에 반듯이 누워서 경침을 목에 베고, 손과 발을 될 수 있는 한 수직으로 올린 뒤 발바닥은 가능한 수평이 되도록 젖힌다. 두 손은 마주하고 손가락은 가볍게 뻗은 상태에서 손발을 가볍게 흔들어주는 동작을 하면 된다. 이때 무릎이나 팔꿈치를 굽히지 않도록 하며 두 손과 두 발의 간격을 어깨너비 정도 벌린다. 아침저녁으로 1회씩, 1회에 1~2분 정도 행한다.

모관운동의 동작이 어려운 사람을 위해 모관응용운동이 있는데 옆으로 누워서 한쪽 팔과 다리를 흔들면 된다. 먼저 왼쪽으로 누워서 오른쪽 팔다리를 자연스럽게 심장보다 위로 들고 흔든다. 45초 후에 오른쪽으로 누워서 왼쪽 팔다리를 들고 흔든다.

니시의학은 현대의학적 사고를 대부분 수용하지만 혈액순환에 대한 생각만은 다르다. 현대의학은 심장의 펌프 기능만이 혈액을 순환시키는 원동력이라고 보는 반면 니시의학은 동맥과 정맥을 잇는 말초 모세혈관이 혈액순환에 결정적인 역할을 한다고 본다. 이 이론의 실천이 바로 모관운동이다.

모세혈관의 기능을 활발하게 함으로써 혈액순환을 좋게 하는 것이 모관운동이다. 모관운동은 심장질환, 혈액질환, 신장질환 등 순환기질환의 예방과 치료에 탁월하다.

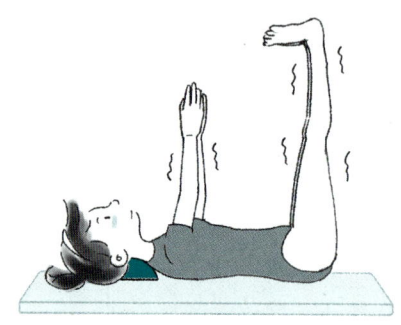

모관운동

3) 하반신을 튼튼히 하는 합장합척운동

양손과 양발을 맞추고 몸을 바르게 좌우 대칭으로 한다. 이 운동은 횡경막 이하 대부분의 기관 기능을 개선시키며 몸 좌우의 수족 신경이나 근육 상태를 고르게 해 준다. 특히 골반 상태를 좋게 하기 때문에 자궁이 등 쪽으로 기울어진 자궁후굴, 월경불순, 불임증과 각종 부인병에 탁월한 효과가 있으며, 임신 중 순산에도 대단히 좋은 운동이다. 여성뿐만 아니라 남성에게도 생식기능을 높여준다.

합장은 참배할 때처럼 가슴 위에서 양손을 모으며, 합척은 두 무릎을 굽혀서 발바닥을 맞추는 것이다. 먼저 경침을 베고 평상에 눕는다. 가슴 위에서 양손의 손가락 끝만 밀착시킨 채 양 손바닥을 맞부딪치는 동작을 반복한다. 그다음 손끝을 붙인 채 전후 상하로 몇 차례 움직이고, 다시 손끝에 힘을 주어 서로 밀면서 두 팔뚝을 축으로 손목을 수차례 회전한다. 이 동작이 끝나면 합장한 양손을 머리 위로 오르내리게 함과 동시에 합척한 양발을 아래위로 폈다 굽히는 동작을 반복해 준다. 이것을 아침저녁으로 각 1회씩, 1회에 1~2분씩을 행한다. 동작을 마치고 나면 합장합척을 한 자세로 5~10분간 쉰다.

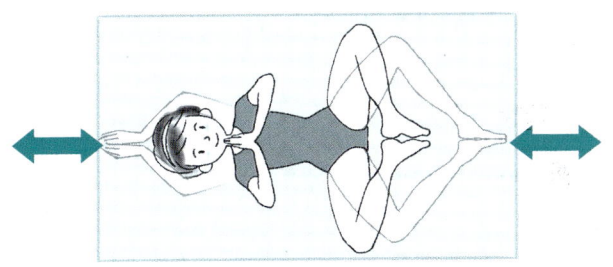

합장합척운동

4) 마음을 편안하게 하는 배복운동

배복운동을 하기 전엔 준비운동을 하는 것이 좋다.

① 양쪽 어깨를 동시에 올렸다 내렸다 하는 운동을 10회 반복한

다. 이 운동은 어깨 결림과 혈액순환에 좋다.

② 머리를 오른쪽으로 젖혔다 제자리로 돌아오는 운동을 10회 반복한다.

③ 머리를 왼쪽으로 젖혔다 제자리로 돌아오는 운동을 10회 반복한다.

④ 머리를 앞으로 숙였다가 제자리로 돌아오는 운동을 10회 반복한다.

⑤ 턱을 최대한 목에 붙이려고 노력하면서 머리를 뒤로 젖혔다가 제자리로 돌아오는 운동을 10회 반복한다. 2번부터 5번까지의 운동은 경추 7번 신경을 자극해 말초 조직의 활동을 원활하게 한다.

⑥ 머리를 오른쪽으로 돌려 뒤돌아보고, 제자리로 돌아오는 운동을 10회 반복한다.

⑦ 머리를 왼쪽으로 돌려 뒤돌아보고, 제자리로 돌아오는 운동을 10회 반복한다. 6번, 7번 운동은 경부 정맥을 자극하고, 눈의 긴장을 풀어준다.

⑧ 양팔을 수평으로 펴고 머리를 우좌로 한 번씩 돌린다. 이 운동은 상체의 정맥기능을 촉진한다.

⑨ 양팔을 위로 올린 뒤 머리를 우좌로 한 번씩 돌린다. 이 운동은 흉부의 기능을 강화한다.

⑩ 엄지손가락을 안쪽으로 하여 주먹을 쥐고, 양팔을 위로 올

렸다가 팔을 직각으로 굽히면서 수평으로 내린다. 이 운동은 손의 악력을 강화한다.
⑪ 팔꿈치는 어깨보다 내려가지 않게 양팔을 직각으로 들어 올린 상태에서 팔을 뒤쪽으로 최대한 젖힌다. 동시에 머리를 젖히면서 턱을 위로 올린다. 이 운동은 혈액순환에 좋고, 갑상선 기능을 촉진한다.

준비운동을 마친 뒤 배복운동을 시행한다. 먼저 앉아서 척추를 똑바로 편 상태에서 몸을 좌우로 흔들면서 동시에 배에 약간 힘을 줘서 안으로 당겼다가 푸는 동작을 되풀이한다. 먼저 정좌하고 무릎을 주먹 다섯 개가 들어갈 정도로 벌린다. 그리고 허리에서 머리까지 일직선으로 하여 몸을 시계추가 움직이는 것처럼 좌우로 흔든다. 시선은 똑바로 앞을 보고 머리가 흔들리지 않도록 주의한다. 동시에 몸을 좌우로 기울일 때마다 배를 풀고 가운데로 돌아왔을 때는 배를 당긴다. 복식호흡과는 상관이 없는 동작이므로 호흡과는 관계없이 행한다. 좌우 왕복을 1회로 하여 1분 동안 50~55회의 속도로 10분 동안 행한다. 처음부터 이 정도로 하는 것은 무리이므로 3개월에 걸쳐서 서서히 이상적인 스타일에 근접하도록 하며 아침저녁에 1회씩 행한다.

좌우로 흔드는 운동은 교감신경을, 복부운동은 부교감신경을 자극한다. 이 운동을 하면 몸의 균형이 잡히고 마음이 순해지고

암시에 걸리기 쉬운 상태가 된다. 병에 걸렸을 때 희망적으로 생

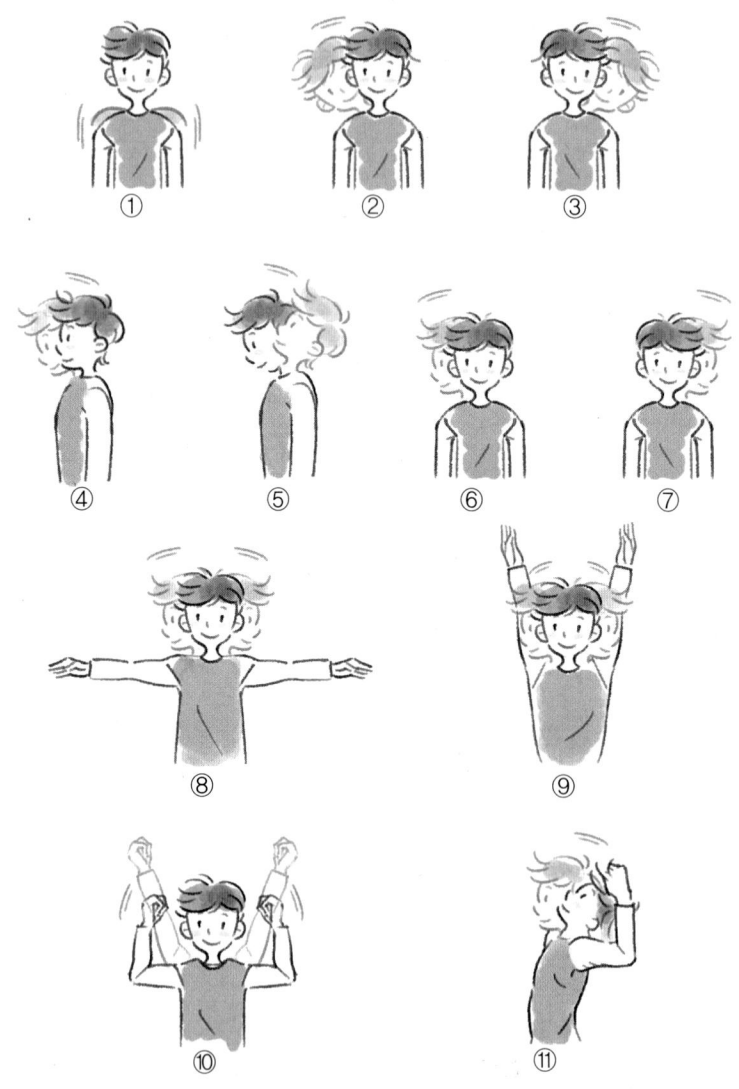

배복운동을 위한 준비운동

각하는 것이 몸에 좋은 작용을 한다는 것은 잘 알려져 있는 사실이다. 암환자라도 절망적이고 비판적인 사람과 희망을 잃지 않고 참고 견디며 악착같이 살겠다는 의욕을 가지고 있는 사람을 비교할 때, 면역력에 뚜렷한 차이가 나타난다. 배복운동은 특히 병을 극복하여 건강을 되찾게 해 달라는 염원을 하기에 가장 좋은 운동이다. 그러므로 배복운동을 할 때 쓸데없는 일은 생각하지 말고 '좋아진다, 낫는다, 할 수 있다'고 염원을 하며 행하는 것이 가장 효과적이다.

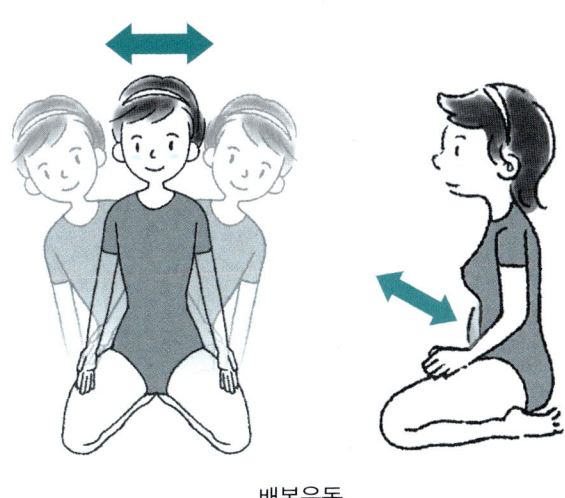

배복운동

5) 질병을 치료하는 발목운동

인간은 동물과 달리 두 발로 서서 걷기 때문에 척추와 발목이 체중을 지탱하면서 문제가 생긴다. 특히 현대인은 운동부족으로

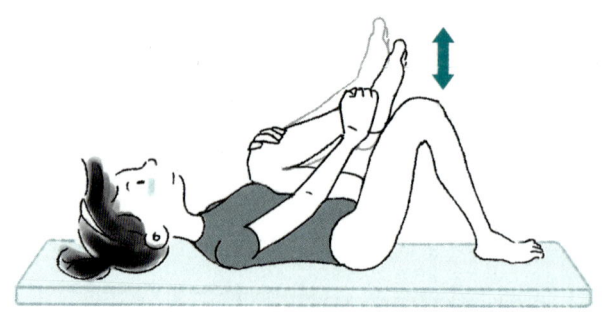

발목상하운동

발목이 허약해져 모관운동, 발목상하운동, 발목선형운동을 하면 좋다. 발목상하운동은 글자 그대로 발목을 아래위로 움직여주는 운동이고, 발목선형운동은 발목을 부채 모양으로 운동시키는 것이다.

발목상하운동은 바닥에 편안히 누운 상태에서 무릎을 세운다. 한쪽 다리는 무릎을 구부린 상태에서 가슴 쪽으로 똑바로 올리고, 같은 쪽 손으로 무릎을 감싸 안는다. 반대쪽 손으로 올린 다리의 발목을 잡고, 몸 전체의 힘을 뺀 상태에서 발목을 잡은 손으로 발목을 아래위로 흔들어준다. 발목상하운동은 발에 분포하는 혈관을 자극하여 발의 혈액순환을 촉진시켜주는 효과가 있다. 한쪽에 30초 정도 한 후 발을 바꿔서 반대쪽도 30초가량 해 준다.

발목선형운동은 한쪽 다리를 양반자세 하듯 굽히면서 같은 쪽 손으로 발목을 잡고 반대쪽 손바닥 위에 발뒤꿈치가 닿게 놓는다. 밑의 손바닥은 곧게 펴서 발뒤꿈치를 받치는 역할만 하며, 발목을 잡은 손으로 발목을 옆으로 흔들어서 밑의 손바닥 위에서 부채 모양으로 왕복 회전운동이 되게 흔들어준다. 한쪽에 30초 정도 한 후 발을 바꿔서 반대쪽도 30초 가량 해 준다.

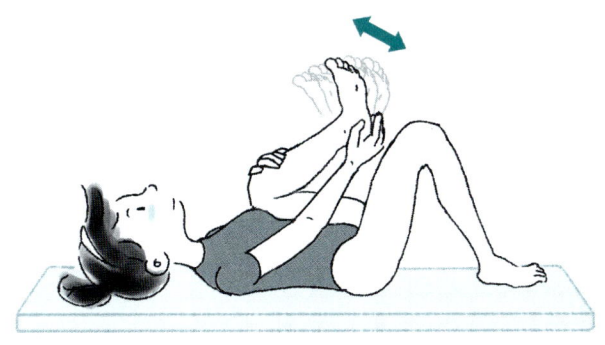

발목선형운동

6) 전신의 혈액순환을 돕는 발목펌프운동

발목펌프운동은 어릴 때부터 신장병과 당뇨병에 시달리던 일본의 이나가키 아미사쿠라는 사람이 자연 속에서 몸을 건강하게 하는 방법을 찾던 중 나뭇잎이 바람에 흔들리는 것을 보고 고안했다고 한다. 그는 수십 미터의 나무가 물을 빨아올리는 것은 나뭇잎이 바람에 의해 상하로 움직일 때 생기는 펌프작용 때문이라고 보았다. 따라서 발목이 상하로 움직이면 종아리 근육이 이완하고 수축하며 펌프 역할을 해서 정맥의 혈액이 심장으로 되돌아오는 것을 도와준다고 생각했다. 그 결과 생겨난 것이 발목펌프운동이다.

이 운동은 길이 30~35센티미터, 직경 6~10센티미터 정도의 통나무나 PVC관을 준비하여 앉거나 누운 자세에서 발을 들어 올렸다가 힘을 빼고 떨어뜨리면서 발목이 통나무에 부딪치게 한다. 숙달되기 전에는 수건을 깔고 하는 것이 좋다. 한쪽 다리로 25회 정도 하고 다리를 바꾸어 실시하며, 양발을 합하여 200회 이상 실시하며 점차 늘려서 500회 이상까지 한다. 1일 2~3회 공복(기상 시, 취침 전)에 실시한다. 주의할 것은 발에는 힘이 들어가지 않도록 하여 떨어졌을 때 흔들림이 있어야 한다. 반대편 발은 통나무가 구르지 않도록 누르고, 발을 올릴 때는 공이 땅에 떨어졌다가 튕겨지듯 발목이 통나무에 부딪힐 때의 반동으로 올리면 소리도 약하고 힘도 절약된다.

발목펌프운동의 효과는 보행부족을 해결하고, 전신의 혈액순환을 도와 하면 할수록 건강해진다. 이를 꾸준히 계속하면 쾌식, 쾌면, 쾌변을 할 수 있고, 고혈압 같은 난치병도 개선되며 다이어트에도 효과적이다.

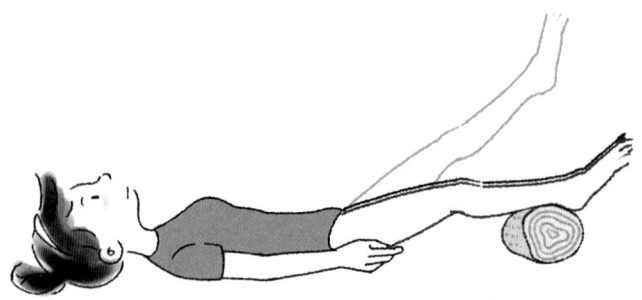

직경 6~10센티미터 정도의 통나무나 PVC관

발목펌프운동

Chapter_ 6
습관

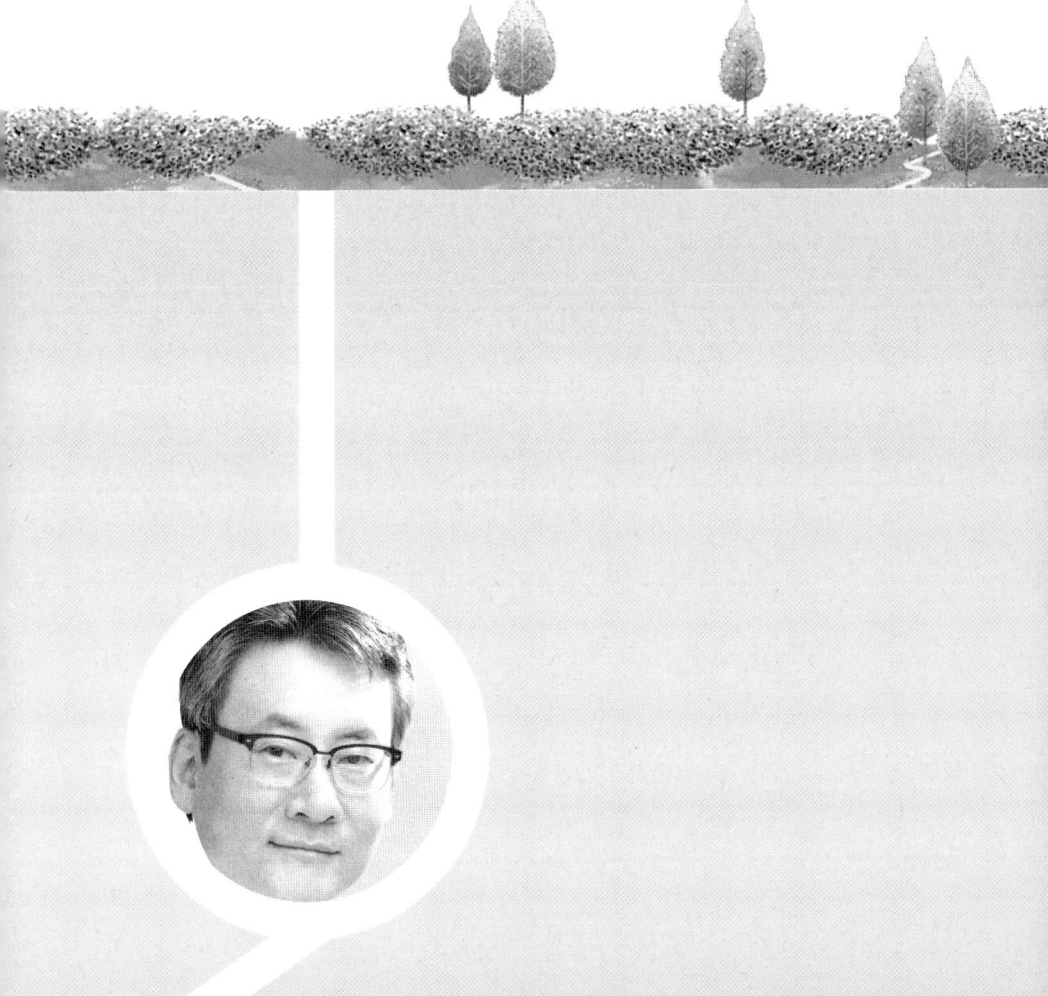

Chapter_ 6
습관

1. 타이타닉호와 빙산

레오나르도 디카프리오(Leonardo DiCaprio)가 주연한 영화 〈타이타닉〉에서는 선장의 잘못된 판단으로 배가 빙산에 부딪쳐 수많은 생명을 앗아갔다. 수면 위의 빙산은 아슬아슬하게 비켰지만 물속의 빙산에 부딪혀 배의 옆 부분이 길게 찢어지면서 침몰했다. 빙산의 일각이라는 말처럼 눈에 보이는 것은 일부분이고, 물속에는 어마어마한 빙산이 숨어 있다.

우리의 건강을 위협하는 각종 질병도 빙산과 흡사하다. 눈에 보이는 질병은 단지 빙산의 일각일 따름이고, 그 이면에는 질병을 초래할 수밖에 없었던 수년 혹은 수십 년에 걸친 원인이 숨어 있다. 질병의 원인으로는 유전 내지 체질, 환경적인 요소와 식습관 및 생활습관 등이 있다. 그중 체질이 가장 큰 영향을 미치지만 체질은 타고나는 것이기 때문에 스스로 어쩔 수가 없다. 그다음이 환경적 요소인데 이 역시 마음대로 바꿀 수 있는 사람은 많지 않다. 하지만 식습관과 생활습관은 우리가 마음만 먹는다면 언제든지 단번에 바꿀 수 있다. 물론 습관을 바꾼다는 것도 쉽지는 않지만 유전적인 요소나 환경적인 요소에 비하면 쉽다는 것이다.

식생활 습관을 바꿈으로써 질병을 예방할 수도 있고 치료할 수도 있다. 특히 고혈압, 당뇨병, 암, 아토피 같은 생활습관병은 더욱 그렇다. 이 질환들은 약으로도 잘 낫지 않는 난치병이지만 식생활 습관을 바꾸는 것만으로 쉽게 나을 수 있다. 흡연, 음주, 과식이나 폭식, 패스트푸드를 즐기는 식성 등을 바꾸고 몸을 많이 움직이는 습관을 기르기만 해도 각종 난치병으로부터 자유로울 수 있으며, 무병장수할 수 있는 건강한 몸으로 거듭날 수 있다.

2. 암을 막는 잠

스탠퍼드대학 메디컬센터의 데이비드 스피겔(David Spiegel) 박사는 의학전문지 《뇌-행동-면역》에 잠을 잘 자면 각종 호르몬 분비가 균형을 이루어 암의 발생과 악화를 막을 수 있다는 연구 보고서를 발표했다. 그는 잠을 못 자면 코르티솔, 멜라토닌, 에스트로겐 등 암과 관련 있는 호르몬의 불균형이 초래되어 암에 걸릴 수 있으며 암환자는 암세포 증식이 가속화될 수 있다고 주장했다. 예를 들어 스트레스 같은 자극에 맞서 최대의 에너지를 만들어낼 수 있도록 하는 코르티솔은 아침에 최고조로 분비되고 낮에는 줄어드는데, 유방암 위험이 높은 여성을 검사해보면 코르티솔 분비 주기가 비정상이라는 것이다. 여기에 수면장애로 코르티솔의 리듬이 심하게 교란되면 암 위험은 더욱 높아진다. 또 코르티솔 분비가 아침이 아닌 오후에 많이 분비되면 유방암환자는 일찍 사망한다고 한다.

스피겔 박사는 잠자는 동안 생산되는 멜라토닌은 암으로 이어질 수 있는 DNA 손상을 차단하는 항산화물질의 역할을 수행하는 한편, 유방암과 난소암 위험을 높이는 에스트로겐의 생산을 억제한다고 밝혔다. 따라서 회사에서 야근하는 여성들은 멜라토닌이 덜 분비되어 에스트로겐의 생산을 촉진시킬 수 있다면서 실제로 야근하는 여성이 정상 수면을 취하는 여성에 비해 유방암 발생률이 높다고 지적했다.

최근 미국 시카고대학 아동병원 연구팀에서도 잠을 충분히 자지 못하면 암의 성장이 가속화된다는 연구를 발표했다. 연구팀은 쥐를 두 그룹으로 나누어 인위적으로 종양세포를 주입했다. 그런 다음 한 그룹은 정기적으로 깨워 잠을 제대로 자지 못하게 하고, 다른 그룹은 충분히 잠을 자도록 했다. 4주간의 연구결과, 잠을 제대로 못 잔 쥐의 종양 크기가 충분한 수면을 취한 쥐보다 두 배 더 큰 것으로 나타났다.

결국 잠을 제대로 못 자면 우리 몸은 면역기능이 저하되어 암세포가 성장하는 환경이 만들어진다. 이는 바꾸어 말하면 잠만 잘 자도 암은 예방할 수 있으며, 암환자들에게도 충분한 수면이 치료에 도움이 됨을 알 수 있다.

3. 백해무익한 흡연

흡연의 유해성에 대한 의학적인 연구는 약 200여 년간 계속되었다. 특히 1950년대 흡연과 폐암의 관련성이 알려지면서 이에 대한 연구가 더욱 활발해졌다. 전 세계적으로 흡연은 폐암 발생 원인의 80~85%를 차지하며, 최근 미국에서는 암 사망률의 약 30%가 담배로 인한 것이라고 한다. 흡연은 폐암 외에도 후두암, 구강암, 위암, 간암 등 여러 암과 관련이 있고, 혈압을 상승시키는 역할을 하기 때문에 흡연을 하면 심혈관계 질환과 뇌졸중의 발생이 높아진다. 폐조직과 신경조직이 매우 자극되어 호흡기계 질환과 구강 질환이 생기기 쉬우며 소화성 궤양과 설암 등의 질환과도 상관관계가 높다.

담배에는 4,000가지 이상의 화학물질이 들어 있고, 특히 인체

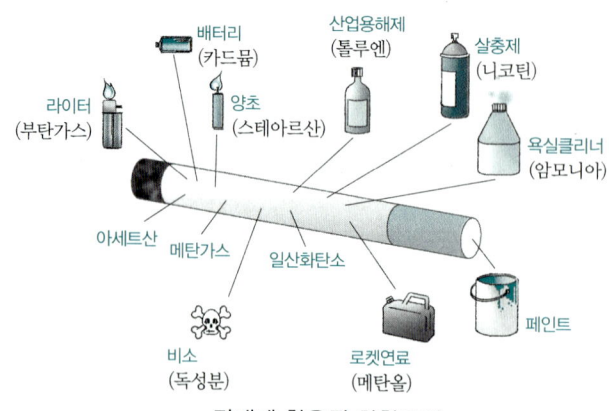

담배에 함유된 화학물질

에 유해한 물질은 니코틴, 타르, 일산화탄소이다. 흡연에 의한 니코틴 의존이 약물남용으로 분류된 것은 40여 년 전이다. 미국의 경우 1970년대 들어 흡연을 약물 의존의 한 형태로 인정했고, 1980년대 말에는 공공건물에서 금연을 선포했다. 결국 1995년 미국식품의약국(FDA)은 니코틴을 중독성 마약이라고 규정했다. 니코틴은 습관성이 강한 중독물질이며, 담배 한 개비에는 2밀리그램 이하의 니코틴이 포함되어 있다. 흡연자의 혈압을 높이고 심혈관계 질환으로 사망률을 높이는 데 주된 역할을 담당하며, 니코틴 60밀리그램을 한꺼번에 섭취하면 사망할 수도 있다.

담배를 피우면 타르, 니코틴, 일산화탄소 등 유해물질들이 우리 몸속으로 들어온다. 타르는 담뱃진을 형성하는 맹독성 물질이며, 습관성 중독을 일으키는 니코틴은 말초혈관을 수축시키고 맥박을 빠르게 하며 혈압을 높이는 작용도 한다. 일산화탄소는 연탄가스에서도 나오는 주성분으로 적혈구 내의 혈색소와 결합함으로써 체내 저산소 현상을 유발시킨다.

일본의 도미나가 수케타미 암 전문의는 담배 한 개비를 피우면 수명이 5분 30초 단축된다고 했다. 한 갑이면 약 2시간이 단축되므로, 흡연을 10년 하면 수명이 약 1년씩 단축된다는 것이다. 특히 여성과 청소년의 흡연이 더 심각한데, 여성 흡연은 남성보다 폐암에 걸릴 위험이 세 배 더 높은 것으로 조사되었고, 남성에 비해 평균 사망률도 더 높은 것으로 나타났다. 청소년의 흡연은 성인이

되었을 때 심장병과 중풍, 그리고 폐암을 비롯한 각종 암에 걸릴 위험이 높아지며, 뼈에서 칼슘이 빠져나가 젊은 나이인데도 골다공증이 일어나기 쉽다. 청소년기부터 흡연을 시작한 사람 2명 중 1명은 흡연으로 인한 질병에 걸려 이른 나이에 사망할 수 있다.

임신 중 흡연은 기형아 출산, 자궁 내 태아 사망, 유산 등의 위험성이 높으며, 태아의 영양공급과 산소공급을 방해하여 발육부진을 초래한다. 출생 후에도 유아 돌연사 증후군의 발생이 두세 배 높아지고 유아의 행동적·정신적 발달의 저하를 가져오며, 유아 알레르기 질환과 호흡기 질환의 발생률이 높아진다. 또한 흡연을 하지 않는 주위 사람들에게까지 영향을 미치는 간접흡연으로 어린이들이 큰 피해를 입는다. 부모 중 한 명이 흡연을 할 경우 자녀가 기관지염이나 폐렴에 걸릴 확률이 1.7배, 부모 모두 흡연할 경우에는 2.6배나 높다. 흡연 가정의 어린이는 만성기침이나 천식, 가래가 30~80% 높게 나타나며, 어린이의 성장을 방해한다. 더 중요한 것은 신체적인 피해보다 자녀가 부모를 따라 쉽게 담배를 접한다는 사실이다.

4. 음주의 영향

술이 좋은가 나쁜가는 섭취하는 알코올, 즉 에탄올의 양에 따라 다르다. 술은 적게 섭취하면 기분을 좋게 만들고 사람을 사교적으로 만들지만 알코올은 중독성이 있다. 마시다 보면 습관적 중독성으로 신체적·정신적 건강상의 문제, 가족과 사회에 대한 피해 등 다양한 문제를 유발한다.

알코올은 여러 질병의 발생과 관련이 있다. 적은 양의 알코올을 마시면 알코올이 혈액에서 좋은 콜레스테롤이라고 알려진 고밀도지단백질(HDL) 성분을 높이기 때문에 심장병을 줄인다는 연구결과도 있다. 하지만 과다한 음주는 오히려 심장병을 유발하여 사망률을 높인다는 사실을 명심해야 한다. 습관적으로 술을 많이 마시는 사람은 고혈압, 중풍, 간 질환(간염, 지방간, 간경화 등), 위장 질환, 골다공증, 체내 영양소의 결핍 등이 올 수 있다. 특히 술을 자주 많이 마시면 중독 증세가 생긴다. 알코올 중독은 판단력과 기억력 저하, 심각한 감정적 기복, 자기중심적 사고 등 정신적 문제뿐 아니라 위장 질환, 간질환 등의 건강 문제가 뒤따른다.

여성은 신체구조나 알코올의 대사 능력이 남성과 차이가 있어서 알코올에 보다 민감하고 쉽게 취하며 알코올 섭취 능력도 남성보다 낮다. 그리고 알코올 분해효소가 남성의 절반에 불과해 빠르게 중독된다. 당연히 같은 양이라도 여성은 알코올의 피해를 더 많이 받아 간경변 같은 간 질환의 발병률이 훨씬 높다. 특히 가임기 여성과 임신부의 음주는 태아의 건강에 직접적인 영향을 미치므로 더욱 유의해야 한다.

과음과 폭음은 신체적·정신적 손상을 가져오며 여러 병의 원인이 된다. 각종 간질환, 위장병, 심장질환 뿐만 아니라 뇌세포의 손상까지 불러일으킨다. 또한 건강과 자제력의 상실로 대인관계가 단절되는 등 사회생활에 치명적인 결과를 낳는다. 음주 중 흡연은 담배 속의 니코틴 같은 유해물질이 알코올에 용해되어 인체에 쉽게 흡수되고, 몸의 저항력과 암 발생 억제력을 감소시킨다. 그리고 구강암, 식도암, 후두암에 걸릴 가능성이 높다.

술이 우리 몸에 미치는 영향은 섭취한 알코올의 양, 술의 종류, 술을 마신 기간, 개인적 특성에 따라 다르게 나타난다. 술의 종류에 따라 알코올 함량이 다르고 인체에 대한 영향이 다르기 때문에 적당량의 술을 마시는 것도 중요하지만 어떤 술을 마시는가도 고려해야 한다. 그리고 술에 덜 취하고 빨리 깨려면 음주 1~2시간 전에 죽이나 해장국 같은 음식을 먹어 위에 신호를 보내고 보호막을 만들어주어야 한다. 술을 마실 때는 하루에 마시는 알코올 총량(마신 술의 양×알코올 농도)이 80그램을 넘지 않아야 하는데 소주 1병, 맥주 1,500cc 이상을 마시는 것은 폭음에 해당한다. 가능한 약한 술로 시작하며 안주를 많이 먹어 알코올 흡수를 지연시키면 덜 취한다. 치즈, 두부, 살코기, 생선, 채소와 과일 등이 좋은 안주이며, 술을 마실 때 물을 자주 마시는 것도 좋다. 음주 후 콩나물국이나 북어국 같은 해장국을 먹으면 간 기능에 도움이 되고 숙취가 빨리 해소된다. 과음한 다음 날은 아침밥을 꼭 먹도록 하고, 수시로 식혜나 꿀물, 과일주스 등을 마셔 수분과 전해질을 보충하는 것이 좋다.

약을 복용하며 술을 마시면 약보다 흡수성이 빠른 알코올을 우선 분해하여 간이나 위 같은 장기에 부담을 주는 부작용이 생기기 때문에 약물 복용 시 음주는 절대 삼가야 한다. 음주 후 격렬한 스포츠를 하는 것도 위험하다. 술을 마시면 반사신경과 판단력이 둔해져 부상을 입을 수 있고, 취한 상태로 수영을 하면 심장에 이중 부담을 줘 심하면 사망에 이를 수도 있다. 사우나를 하는 것 역시 매우 위험하다.

우리나라에서는 음주를 사교수단으로 생각하기 때문인지 심각하게 생각하지 않지만, 사실 마약보다 술이나 담배로 인한 질병으로 더 많은 사람이 죽어간다는 것을 상기하여야 할 것이다.

5. 대사증후군

대사증후군(Metabolic Syndrome)은 만성적인 대사 장애로 당뇨 전단계인 내당능 장애, 고혈압, 고지혈증, 비만, 심혈관계 죽상동맥경화증 등 여러 질환이 개인에게 한꺼번에 나타나는 것을 말한다.

대사증후군은 인슐린의 기능이 떨어져 혈당이 높아지는 제2형 당뇨병이나 심혈관 질환의 위험성을 증가시킨다. 대사증후군의 발병 원인은 잘 알려져 있지 않지만, 일반적으로 인슐린 저항성(insulin resistance)이라고 추정하는데 이 역시 만족스럽게 설명하지는 못한다.

인슐린 저항성이란 혈당을 낮추는 인슐린에 대한 몸의 반응이 감소하여 근육 및 지방세포가 포도당을 잘 받아들이지 못하자 이를 극복하려고 더 많은 인슐린이 분비되어 여러 문제를 일으키는 것을 말한다. 인슐린 저항성은 환경적·유전적인 요인으로 발생하는데, 환경적 요인은 비만이나 운동 부족 같은 생활습관에 관련된 것이고, 유전적인 요인은 아직 명확하게 밝혀지지 않았다.

다음의 기준 중 세 가지 이상 해당되면 대사증후군으로 정의한다.

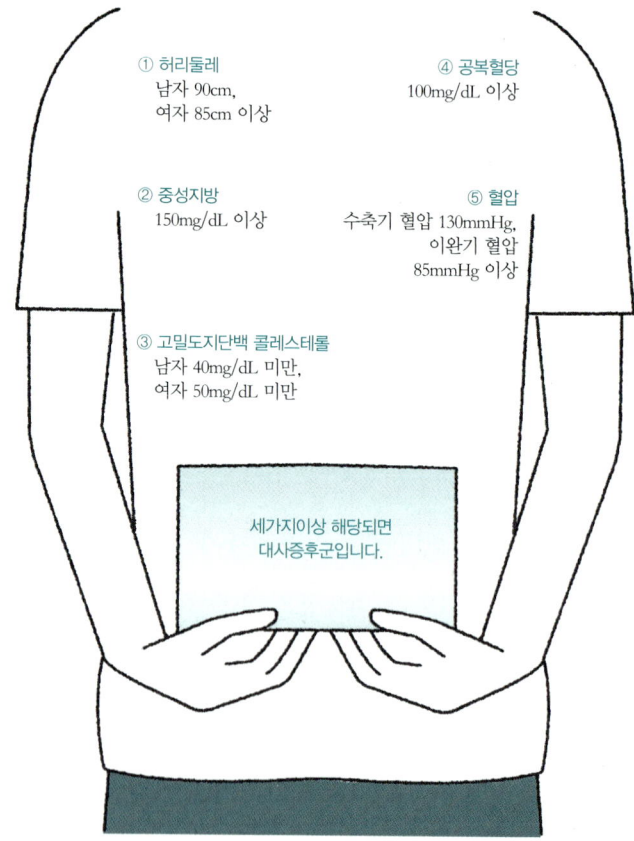

대사증후군의 정의
※출처: 서울시 대사증후군 관리사업지원단

앞에서 언급했듯이 대사증후군은 당뇨병과 심혈관 질환의 위험성을 높이기 때문에 환자에게 체중조절, 운동, 금연 등의 생활습관 치료법을 시행하고 적절한 약물요법을 하는 것이 중요하다. 대사증후군은 비만이 가장 큰 원인이므로 적절한 체중 유지 및 운동을 통한 비만의 방지가 대사증후군 예방에 도움을 준다. 또한 스트레스가 쌓이지 않도록 마음을 편하게 하여 정신적·육체적·환경적 요인을 잘 조절하는 것이 중요하다.

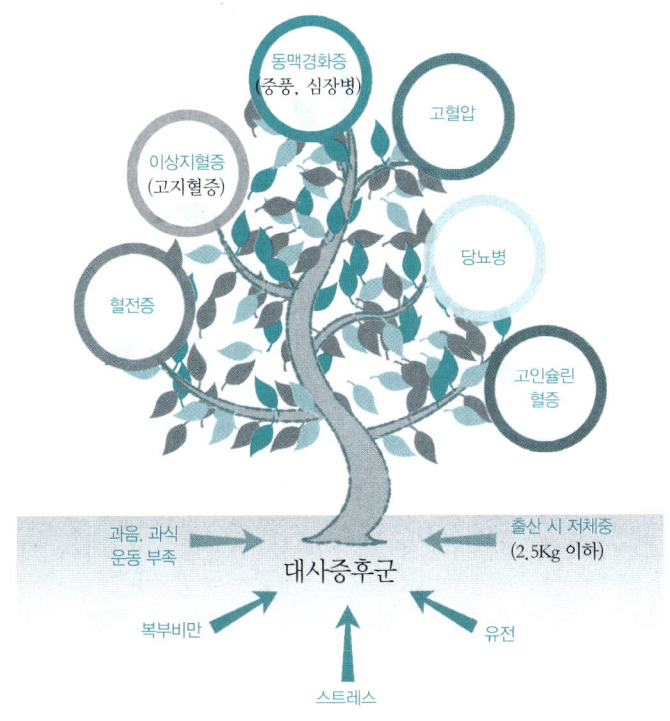

대사증후군의 원인과 질환

6. 건강, 마음먹기 달렸다

고혈압과 당뇨병을 앓으면서 하루 여섯 종류의 약을 복용하는 예순다섯의 K씨는 키 173센티미터에 체중 81킬로그램으로 뚱뚱한 편이다. 그는 '지병도 있고 뚱뚱한 내가 얼마나 오래 살 수 있을까?'란 생각에 하루하루를 술을 마시며 지냈다. 그러다가 얼마 전 우연히 건강한 몸을 만들 수 있는 '내 몸 개혁 프로그램'에 참가했다.

K씨를 진찰한 결과 그의 병은 참을성 없는 성격과 매일 마시는 술, 그리고 운동을 전혀 하지 않아 생긴 비만(체질량 지수 27.1)이 원인이었다. 몸무게(kg)를 키(cm)의 제곱으로 나눈 수치인 체질량 지수(BMI)의 정상 범위는 18.5~23, 과체중은 23~25, 비만은 25~30, 고도 비만은 30 이상이다. 가장 이상적인 BMI는 21이다.

K씨의 몸을 개선하기 위한 실천방안을 제시했다. 우선 금주와 더불어 참을성을 기르는 훈련이었다. 평소 버스가 제시간에 오지 않으면 초조해하고 안달하는 것을 교정하기 위해 버스 한두 대를 그냥 보내면서 '기다림'을 몸에 익히도록 하는 인지행동치료를 처방했다. 초조한 성격과 매사가 분명해야 풀리는 성격은 고혈압, 심장병 등 심혈관 질환과 소화불량 등 위장관 질환을 초래할 수 있다. 하지만 초조한 느낌도 속에서 열이 나고 가슴이 두근두근 뛰는 신체적 변화에 따른 반응이므로 자신의 몸에서 일어나는 반응과 변화를 극복하는 훈련을 지속하면 심신의 반응을 둔화시킬 수 있다. K씨는 이 훈련을 통해 이제 비슷한 상황에 부딪히더라도

불안과 초조함을 덜 느끼게 되었다.

　인지행동치료와 함께 하루 30분씩 빠른 속도로 걷게 했는데, 한 달 후 이전에 경험했던 소화불량과 두통이 거의 없어지면서 습관적으로 복용하던 약도 끊었다. 비만 해소를 위해 특별히 먹는 양을 줄이지 않았지만 술을 끊는 것만으로도 체중이 5킬로그램이나 빠졌다. 금주 4개월부터 체중감량을 도와주는 약물복용과 함께 매끼 먹는 양을 줄이는 본격적인 다이어트를 시작했다. 6개월을 실천한 K씨는 현재 68킬로그램의 정상체중을 유지하면서 고혈압 약을 끊고 당뇨병 약도 절반으로 줄였다. 그는 현재 정상 혈압과 혈당을 유지하고 있다.

　내 몸이 내 마음대로 안 따라준다는 사람, 약 없이 건강하게 살고 싶은 사람은 우선 자신의 건강상태를 점검한 뒤 나쁜 습관을 교정하면 누구나 건강해질 수 있다. 그러나 습관화된 성격과 행동을 고치기 위해서는 처음 6개월은 전문가의 도움을 받아야 한다.

7. 항생제보다 뛰어난 손 씻기

　우리 몸에서 유해세균으로부터 가장 많이 노출되어 있는 부분이 손이다. 손은 끊임없이 무언가를 잡으며 얼굴, 입, 코 등 몸 구석구석을 만진다. 그러므로 눈에 보이지는 않지만 수많은 유해세균이 손에 묻을 수밖에 없다. 우리 손에는 평균 6만 마리의 세균이 득실거린다. 그 세균은 손이나 물건에 의해서 다른 사람에게 옮겨진다. 실제 아이들이 많이 걸리는 감기도 호흡기를 통해 병균이 침입하기보다는 감기 바이러스가 묻은 손을 통해 코나 입으로 감염되는 경우가 더 많다. 따라서 손만 제대로 씻어도 감기는 물론 독감, 눈병, 이질, 식중독 등 감염성 질병의 70%는 예방할 수 있다. 손을 깨끗이 씻는 것이 건강을 지키는 시작이라고 해도 과언이 아니다.

손 씻기의 중요성이 부각되면서 정부와 시민, 여러 의료단체들이 1일에 8번 30초씩 손을 씻자는 '1830 손 씻기' 운동을 펼치고 있다. 이제 가족의 건강을 지켜주는 1830 손 씻기 운동에 온가족이 동참할 때다.

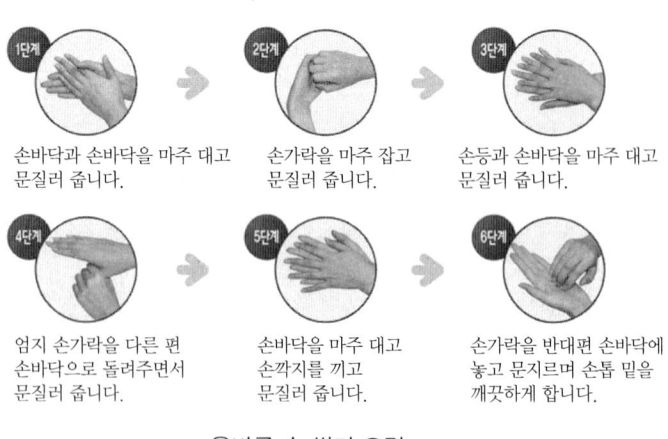

올바른 손 씻기 요령

※출처: 보건복지부

8. 니시의학 치료 사례

1) 관절염 해방(김○○, 71세, 여자)

나이가 많아서 퇴행성관절염과 류머티스성관절염을 동시에 앓아 약에만 의존했습니다. 약물치료를 계속하다 보니 위, 장 등의 소화기관에도 문제가 생겨 입맛이 떨어져 식사도 제대로 못하고 잦은 설사로 약을 쓰지 않으면 안 되는 악순환을 거듭했습니다. 밤에는 통증이 있어 잠을 못 자고 급기야는 우울증까지 생겼습니다.

정신과 의사인 딸과 정형외과 의사인 사위가 약물치료가 더는 불가능하다고 판단한 이후 지인의 추천으로 2004년 3월 김진목 박사님을 만났습니다. 1개월 치료를 예정하고 1일 2식과 유동식으로 점점 양을 늘려갔습니다. 생채소식 100~150그램을 하루 2회씩 먹었고, 변통을 원활히 하기 위해 매일 아침저녁 마그밀을 간헐적으로 복용했습니다. 대형 니시운동기를 통한 전신운동으로 6대 운동법칙과 냉온욕을 최초 7회에서 15회까지 실행했습니다. 대기요법 하루 6회, 토란 습포로 통증완화 치료, 비타민 C 주사도 함께 진행했습니다.

2주간의 치료 후에는 통증이 경미해져 숙면을 취할 수 있었고 입맛도 점점 돌아왔습니다. 설사가 완화되고 컨디션이 회복되면서 집에서도 할 수 있다는 자신감이 생겨 자가요법을 결정했습니다. 퇴원 후 열심히 실행한 결과 건강하게 살아가고 있습니다.

2) 암, 당뇨병, 고혈압 극복(상○○, 61세, 남자)

어느 날 목 부근이 붓고 약간씩 통증이 있어 검사를 받았는데 생각지도 못한 인후암 3기 판정을 받았습니다. 평소 술과 육식을 즐겼고 지병인 당뇨병이 악화되어 인슐린 주사를 맞았습니다. 혈압도 약을 먹지 않으면 조절이 안 되는 상황이었습니다. 긍정적인 성격이었지만 막상 암 선고를 받으니 정신적 혼란과 충격으로 두려웠습니다. 하지만 '나는 분명 살 수 있다'는 강한 의지로 치료에 임했습니다.

진단은 모 의료원에서 받았지만, 대학병원에서 2003년 9월 항암치료와 함께 11월부터 2004년 1월까지 방사선치료를 받았습니다. 2004년 2월 CT상 암 병소는 전부 소실되었다는 진단을 받았지만, 치료 후유증이 나타나면서 혹시 암이 전이된 것은 아닐까 하는 두려움이 들었고, 고혈압과 당뇨병이 악화되어 몸 컨디션이 더욱 나빠졌습니다.

그러던 중 약사 친구로부터 체질개선을 통해 암 치료는 물론 전이 방지와 정신적 안정을 취할 수 있는 통합의학에 대해 들었습니다. 친구에게 김진목 박사님을 소개받고 입원했습니다. 입원 당시에는 인슐린 주사를 맞는데도 혈당치가 200 이상을 오르내렸고, 혈압도 180 정도로 높았습니다. 발음이 또렷하지 못하고, 면역체계의 저하로 체력과 컨디션이 상당히 안 좋았습니다.

암도 암이지만 당뇨와 혈압이 높기 때문에 생채소식과 현미식을 했습니다. 특히 당뇨와 방사선치료의 후유증에 효과가 있다는 냉온욕을 1일 15회씩 하루도 빠짐없이 시행했습니다. 풍욕은 1일 4~6회, 전신의 혈액과 신진대사 기능의 활성화를 위해 1일 2회의 대형 니시운동기를 통한 전신운동과 감잎차와 생수 1리터씩을 음용했으며, 체내 숙변을 제거하기 위해 체내정화 프로그램을 실행했습니다.

일주일 후부터 점점 컨디션이 좋아지고 3주부터는 혈압과 혈당치가 현저히 낮아지면서 머리도 맑아지고 정신적으로도 안정이 되었습니다. 3개월 만에 약을 쓰지 않고도 혈압과 혈당치가 완전히 정상화되었고, 2004년 9월 초에 실시한 종합검사에서 암은 물론 어떠한 이상 소견도 나타나지 않았습니다.

9. 니시의학으로 올바른 습관 붙이기

1) 신경통, 류머티스에 좋은 냉온욕

냉온욕이라고 하면 흔히 온탕에서 시작하여 다음에 냉탕, 그다음에 온탕에 몸을 담그는 것으로 알고 있다. 그렇게 하면 피부에도 좋지 않으며, 심혈관계에 이상이 있는 사람은 뇌졸중 같은 합병증이 발병할 위험이 있다. 냉온욕은 반드시 냉욕으로 시작하여 냉욕으로 끝내야 한다.

냉탕은 14~18°C, 온탕은 41~45°C 정도로 매우 차고 뜨거운 온도로 맞춘다. 냉탕에서 1분, 온탕에서 1분, 냉탕에서 1분, 다음은 온탕 이런 식으로 맞춘다. 처음에는 냉탕 4회, 온탕 3회로 7회를 하는데, 각 1분씩이므로 합계 7분밖에 소요되지 않는다. 점차 익숙해지면 9회, 11회, 13회로 늘려서 15회쯤 하면 매우 좋다. 냉온욕에 걸리는 시간은 샤워까지 합쳐도 우리가 보통 목욕하는 데 소요되는 1시간도 안 걸린다. 냉탕에서 피부가 수축하고 온탕에서 이완되는 것이 반복되어 공들여 때를 밀지 않아도 저절로 때가 다 떨어지기 때문에 냉온욕과 샤워만으로 충분하기 때문이다. 목욕탕의 시계를 보면서 하는데, 시계가 없다면 모래시계나 마음속으로 초를 세면서 하면 된다.

냉온욕은 신진대사를 돕고 혈액과 림프액의 흐름을 좋게 하며 체액을 중화시키는 효과가 있다. 특히 정맥혈의 환류를 개선한다.

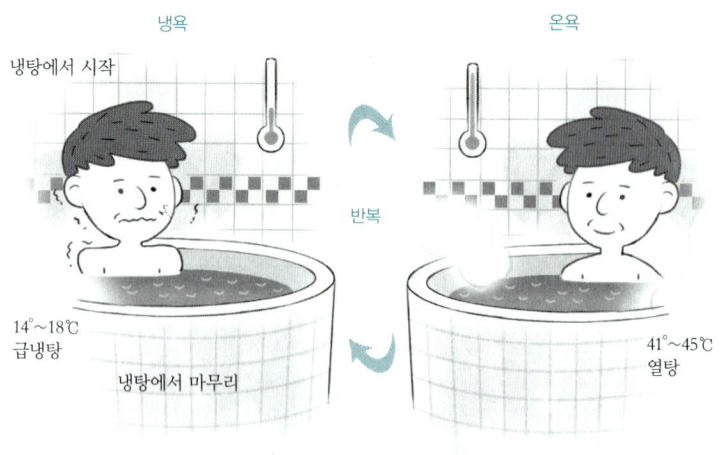

냉온욕

또한 피부를 튼튼하게 하며 감기 등 상기도질환에 대한 저항력을 높여준다. 교감신경과 부교감신경이 교차 자극되어 자율신경이 안정되는 효과도 있다. 피로회복, 천식, 두통, 신경통, 류머티스, 당뇨병, 동맥경화, 간질환, 위궤양, 심장병 등에 효과가 있다.

냉온욕은 노인과 아이 등 누가 해도 상관없지만 병약자의 경우 주의해야 한다. 냉욕은 처음에 손목과 발목, 다음은 팔과 무릎, 다음은 어깨와 사타구니 차례로 서서히 익숙해지게 하고 전신을 탕에 담그는 것은 일주일 후부터 하면 된다. 추운 겨울에는 고통스럽고 혹시 감기에 걸리지 않을까 걱정되겠지만 그럴 필요가 없다. 냉온욕을 통해 전신의 혈류와 림프순환이 좋아지고 체액의 상태가 개선되어 오히려 걸린 감기도 낫는다. 냉욕을 할 때 혈관이 심하게 수축하여 뇌졸중이나 심장마비를 일으키지 않을까 걱정할 수도 있겠지만 니시의학 100년의 역사에서 단 한 번의 사고도 없었다. 다만 심장병이나 고혈압 등으로 약을 장기간 복용하던 사람이라면 의사의 지도하에 행하는 것이 좋다.

2) 면역기능을 향상시키는 족욕

입욕이 불가능하거나 발의 피로가 심할 때 따뜻한 물에 발을 담그는 족욕은 혈액순환이 좋아지면서 몸 전체가 따뜻해지고, 신진대사가 활발해져 말초 부분에 정체되어 있던 어혈이 풀어진다. 체내의 노폐물이 땀과 함께 몸 밖으로 배출되고, 혈액 흐름이 좋아지면서 자율신경 활동이 회복되고, 근육의 긴장이 풀려 숙면에 도움을 준다. 그리고 체내 각 기관을 조절하는 효소의 활동이 회복되어 자연치유력이 활발하게 작용하고 축농증, 피로회복, 기침, 감기에도 효과적이며, 면역기능을 향상시켜준다.

올바른 족욕법은 먼저 대야에 40℃ 정도의 더운 물을 15~20센티미터 정도 높이로 준비한다. 양발을 발목 또는 무릎 아래까지 물속에 담그고 뜨거운 물을 조금씩 넣어가며 온도를 유지한다. 족욕 시간은 20~30분 정도로 하고 처음에는 땀이 잘 나지 않지만 익숙해지면 20분 정도면 땀이 난다. 족욕이 끝나면 물기를 닦고 편히 누워 쉬면서 양말을 신어 온도를 유지한다.

주의할 점은 20분을 채우지 않았는데도 몸이 더워지고 땀이 나기 시작하면 즉시 멈춘다. 또한 땀이 나지 않더라도 최대 30분을 넘기지 않도록 해야 한다. 족욕을 통해 수분과 염분이 배출된 후 2시간 이내에 생수, 염분, 비타민 C를 보충해야 한다. 가능한 공복일 때 하고 식후에는 적어도 30분이 지난 후 해야 한다. 발에 외상으로 인한 피부 손상, 피부감염 등이 있는 사람은 족욕을 피해야 한다.

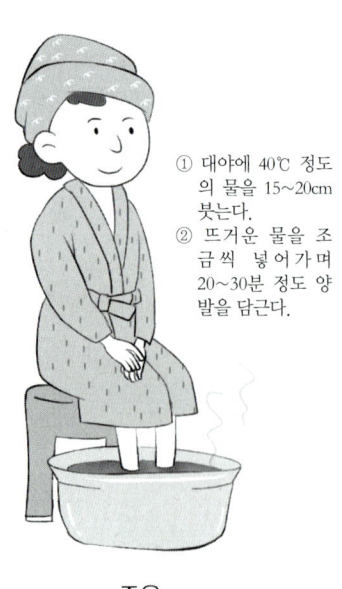

① 대야에 40℃ 정도의 물을 15~20cm 붓는다.
② 뜨거운 물을 조금씩 넣어가며 20~30분 정도 양발을 담근다.

족욕

아로마 오일이나 소금을 넣고 족욕을 하면 부종이 많이 가라앉으며, 물 온도가 쉽게 내려가지 않아서 효과적이다. 그리고 물에 사과식초나 감식초를 세 큰 술 정도 희석하면 뻣뻣하게 굳은 발이 풀어지고 피부도 부드러워진다. 겨자가루를 살짝 풀면 혈액순환을 도와 발이 따뜻해지는데, 겨자가루에 살균기능이 있어 날씨가 더워질 때 하면 유용하다. 족욕 후 발의 물기를 닦아내고 편히 누워 쉬면서 모관운동을 하면 혈액순환에 더욱 효과적이다.

3) 척추를 교정하는 평상

단단한 평상 위에서 잠을 자는 것이다. 네발동물의 등뼈는 적당히 활 모양으로 굽어 뇌를 비롯한 몸의 각 부위에 무리가 가지 않지만, 사람은 두 발로 서 있기 때문에 척추뼈와 척추뼈 사이의 연골을 무리하게 압박한다. 그래서 잠을 자는 동안만이라도 등을 잘 펴서 어긋난 곳을 바로잡아 줄 필요가 있다. 푹신푹신한 부드러운 요에서는 등뼈를 똑바로 펼 수가 없기 때문에 평상을 사용해야 등뼈를 펴줄 수 있다. 단단한 평상은 등뼈의 어긋남을 교정할 뿐만 아니라 피부나 간을 자극함으로써 좋은 효과를 준다. 단단한 자극은 피부 정맥의 흐름을 좋게 하고 고여 있는 노폐물을 처리하도록 돕는다. 간의 작용이 좋아지면 장의 기능이 활발해지고 나아가서 뇌에도 좋은 영향을 준다.

평상을 이용하는 방법은 다음과 같다. 두께 1센티미터 정도의 나무판자 위에 반듯이 눕는다. 매트나 두껍고 부드러운 요는 사용하지 않는다. 평상 위에 아무것도 깔지 않고 바로 눕는 것이 이상적이지만, 부드러운 요에 익숙한 사람은 얇은 요를 깐다. 최종적으로는 평상 위에 아무것도 깔지 않고 잠을 자는 것이 원칙이다. 익숙해지면 부드러운 요가 오히려 불편할 것이다.

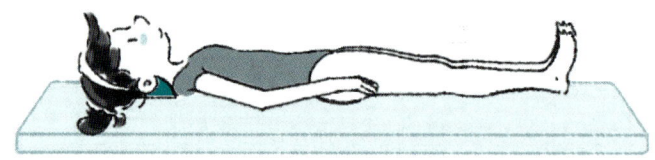

평상은 등뼈의 어긋남을 교정하고, 피부 정맥의 흐름을 좋게 하여 고인 노폐물을 처리해 준다.

평상

4) 목디스크에 효과적인 경침

베개도 단단한 경침을 사용하는 것이 원칙이다. 목뼈, 즉 경추는 무거운 머리를 지탱하고 있기 때문에 무리가 많다. 특히 일곱 개로 되어 있는 경추 중 맨 위에 있는 1번, 중앙의 4번, 맨 밑의 7번은 어긋나기 쉽기 때문에 압박된 뼈와 뼈 사이를 펴주어야 한다. 그러려면 단단한 경침이 좋다. 경추의 이상은 어깨의 결림뿐만 아니라 코와 치아, 기관지의 장애를 초래한다. 경침을 사용하면 소뇌와 연수를 자극하여 수족의 신경마비를 예방할 수 있다.

목이나 어깨에 결림이 있는 사람은 경침을 베고 자면 국소적으로 통증을 느끼는데, 그것은 분명히 그곳에 이상이 있다는 증거다. 아픔을 참고 계속하면 교정되어 곧 통증이 사라진다.

처음 사용할 때 머리의 표면이 저리는 것 같은 느낌이 들기도 하지만, 그것은 경추의 어긋남이 나아가고 있다는 징후이므로 걱정할 필요는 없다. 경침의 반지름은 자신의 약지 길이로 하고, 재질은 오동나무가 좋다. 처음에는 아프기 때문에 타월을 2장정도 얹어 시작하는데 직접 목에 대고 자려면 1~2개월 정도는 걸린다. 가운데 부분이 움푹 들어간 경침은 오히려 경추가 어긋날 수 있어 사용하지 않는 것이 좋다.

얼핏 보기에 경침이 혈관을 압박해 혈액순환이 나빠지는 것처럼 생각되지만 그렇지 않다. 경침으로 혈관이 압박되면 피부 정맥관의 단면적은 좁아지지만, 반대로 혈류는 빨라진다. 실제로 경침

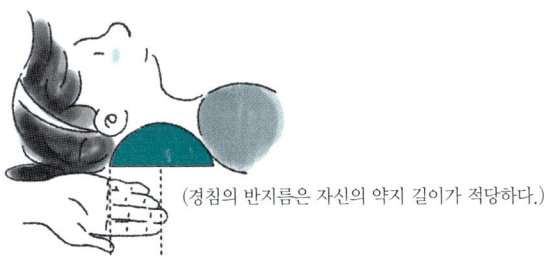

(경침의 반지름은 자신의 약지 길이가 적당하다.)

경침은 목과 어깨 결림을 풀어주고, 경추의 어긋남을 교정해 준다.

경침

을 사용한 사람은 입을 모아 머리가 가벼워졌다고 말한다. 경추 4번이 어긋나면 목이나 편도선에 이상을 일으키고, 3번과 4번에 이상이 있으면 어깨가 뻐근해지거나 나빠져 갑상선에 문제가 생긴다. 그러나 경침을 사용하면 어깨의 결림은 거짓말처럼 가벼워진다. 눈이나 코, 치아, 입, 목 등 얼굴 부위의 이상이 개선되며 목 디스크에도 효과적이다.

Chapter_7
건강검진

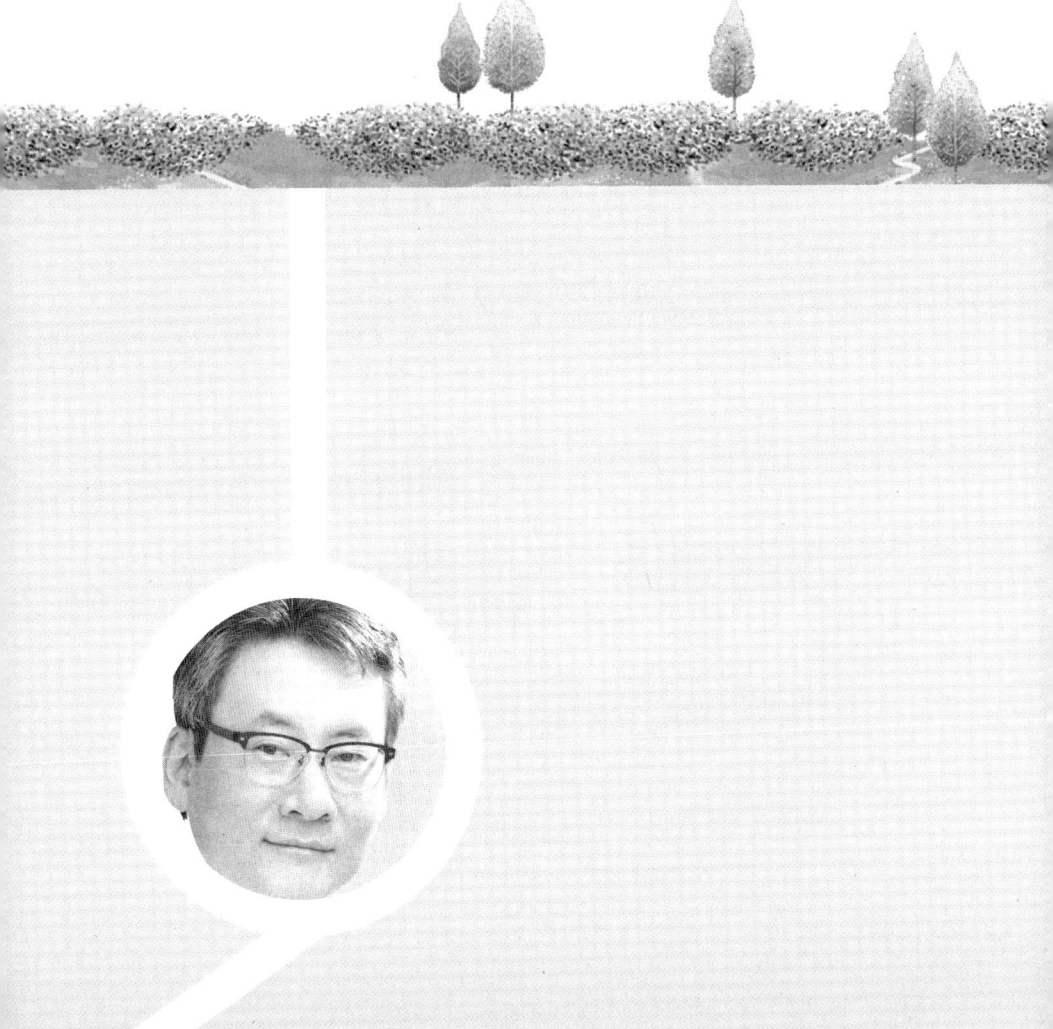

Chapter_ 7
건강검진

1. 잘못 알고 있는 건강 상식

1) 양약은 부작용이 있지만 한약과 생약은 괜찮다

　모든 약물은 마치 동전의 양면처럼 기능과 역기능을 가지고 있다. 따라서 한약이든 양약이든 약효와 더불어 기대하지 않았던 부작용이 있기 마련이다. 예를 들어 비교적 안전한 것으로 알려진 아스피린도 위출혈 및 위장장애, 혈액응고장애 같은 부작용을 일으킬 수 있다. 한방에서 많이 사용하는 한약제인 부자(附子)도 본의 아니게 환자를 사망에 이르게 할 수 있다는 사실은 널리 알려져 있다.

　진료를 할 때 가끔 의사의 약 처방에 대해 불안감을 표시하는 환자가 있다. 특히 고혈압이나 당뇨병처럼 약물복용 치료가 중요한 만성병 환자는 거의 평생 약을 복용해야 한다는 설명에 '양약은 오래 먹으면 몸에 안 좋다는데……' 또는 '양약을 오래 먹으면 위장을 버릴 텐데……' 하는 반응을 보인다. 이러한 경우에 양약으로 완치가 안 된다고 하니 한약이나 생약으로 치료받으려는 사람이 많다. 더군다나 만성간염이나 간암처럼 특효약이 없는 때는 한약이나 민간요법에 의존하는 사람이 많다. 그래서 약에 대한 그릇된 선입견으로 치료를 제대로 받지 못하여 합병증이 발생하거나 질병이 악화되는 경우가 있다.

일반적으로 한약은 몸을 보호하기 때문에 몸에 해롭지 않고 장기간 복용해도 상관없으나, 양약은 오래 복용하면 몸에 나쁘다고 생각한다. 물론 양약을 복용했을 때 속쓰림 같은 부작용을 호소하는 경우도 있다. 하지만 모든 양약이 다 부작용을 일으키는 것은 아니며 한약이라고 해서 부작용이 전혀 없는 것은 아니다. 만성간염 환자가 한약을 먹고 간 기능이 더 나빠지거나 한약으로 복통, 설사 등의 위장장애를 일으키는 경우도 있다.

분명한 사실은 양약이든 한약이든 모두 한계와 장단점을 가지고 있다는 것이다. 양약이냐 한약이냐가 아니라 정확하게 진단하여 처방받는 약과 효과적인 치료를 선택하여 제대로 치료를 받는 것이 중요하다. 그러므로 모든 약물은 의사나 한의사의 지시에 따라 정확한 용량과 복용법을 알고 먹는 자세가 무엇보다 필요하다.

2) 저혈압이 고혈압보다 위험하다

진료를 하면 "저혈압이라는데 혹시 무슨 좋은 약이 없을까요? 저혈압이 고혈압보다 더 위험하다는데……."라고 질문하는 환자가 있다. 혈압을 측정하면 수축기 혈압이 100~90mmHg, 확장기 혈압이 70~60mmHg 정도가 대부분이다. 흔히 알고 있는 정상적인 수축기 혈압은 120mmHg, 확장기 혈압은 80mmHg인데 자신의 혈압이 이보다 조금이라도 낮으면 깜짝 놀란다. 혈압이 반드시 120mmHg/80mmHg이어야만 정상이고 그보다 낮으면 위험한 것일까?

혈압이란 피가 혈관벽에 가하는 압력이다. 심장이 피를 짜 보내는 힘과 혈관 내 피의 양, 그리고 혈관이 지니고 있는 저항력에 의해 결정된다. 적당한 정도의 혈압이 유지될 때 피는 혈관을 통하여 우리 몸 구석구석으로 전해질 수 있으며, 이렇게 흘러간 피가 간이나 신장, 뇌 같은 기관으로 영양분과 산소를 공급해줌으로써 우리가 정상적인 생명활동을 영위할 수 있다. 저혈압은 혈관 속을 흐르는 피의 양이 줄거나 혈관의 저항력이 떨어져 발생된다. 심한 출혈이 있거나 빈혈로 혈압이 낮을 때는 적정량의 피가 각 조직이나 기관으로 공급되지 못해 필요로 하는 산소나 영양소가 부족하게 되어 건강에 치명적인 결과를 초래한다.

하지만 대부분의 저혈압은 단순히 혈압이 낮은 경우가 많다. 정말 문제가 되는 저혈압은 앞의 언급처럼 심한 출혈 같은 뚜렷한 원인으로 증상이 나타나는 것이다. 보통 어지럽다거나 얼굴이 창백해지고 기력이 없을 때 혈압이 약간 낮으면 저혈압이라고 생각하는데, 대부분은 스트레스나 과로 때문이며 이 정도는 의학적으로 문제가 되지 않는다.

고혈압보다 저혈압이 더 위험하다는 것은 그야말로 속설일 뿐이다. 오히려 만성 저혈압의 경우 동맥경화의 진행 속도가 늦어 평균수명이 10년 더 길다는 보고도 있다. 어지러움, 팔다리 저림, 쇠약감 등의 증상은 의학적으로 큰 문제는 없으며 적절한 운동으로 극복할 수 있다.

3) 고혈압은 한번 약을 쓰면 평생 써야 한다

우리나라 성인의 20%에서 고혈압이 발견될 정도로 고혈압은 흔한 질환이다. 직장 정기검진이나 국민건강보험공단 건강검진 등으로 고혈압을 진단받는 기회는 대폭 증가했지만 실제 고혈압 약을 복용하는 사람은 고혈압 환자 수에 훨씬 못 미치고, 고혈압 임을 알고 수년 동안 별다른 치료 없이 그냥 방치하는 경우도 적지 않다. 그리고 뇌경색이나 심부전증 등으로 병원에 와서야 자신의 혈압이 높다는 사실을 알고 있었으나 별 다른 증상이 없어 치료하지 않았다는 환자도 흔히 볼 수 있다. 이들 대부분은 고혈압은 한번 약을 쓰면 평생토록 약을 먹어야 하기 때문에 가능하면 약을 먹지 않고 버티려 했다는 것이다.

고혈압은 아직 원인을 모르며 여러 복합적인 요인이 작용하는 것으로 이해하고 있다. 즉 고혈압은 한 가지 질환이라기보다는 여러 질환의 복합적인 특성이 더 크고, 고혈압 진단의 절대기준은 측정 혈압 140mmHg/90mmHg 이상일 경우다. 대개의 고혈압 환자는 별다른 증상을 가지고 있지 않다. 물론 높은 혈압이 오랫동안 혈관, 심장, 신장 등에 손상을 줌으로써 수반되는 증상이 나타나기도 하지만 80% 이상은 아무런 증상이 없이 혈압만 높은 경증 고혈압이다. 그런데도 경증 고혈압 환자의 치료가 필요한 것은 경증일지라도 수십 년 동안 고혈압에 노출되면 심근경색증, 뇌경색증 등의 원인인 동맥경화증이 빠르게 진행되고 심부전이나 신장 기능의 손상을 초래하기 때문이다. 다시 말해 고혈압의 치료는 장래 초래될 합병증에 대한 예방적인 의미가 더 크다는 것이다.

현대의학의 발전에도 불구하고 고혈압 합병증에 대한 치료는 아직 한계가 많으며, 일단 합병증이 발생하면 적잖은 의료비용과 환자의 고통이 수반되는 게 현실이다. 따라서 증상이 없는 고혈압 환자일지라도 식습관, 운동, 금연 같은 생활습관 변화를 통해 혈압의 강하를 시도하고, 그래도 적절한 혈압을 유지하기 어려우면 혈압강하제를 사용하여 유지해야 한다.

4) 단것을 많이 먹으면 당뇨병이 생긴다

당뇨병 진단을 받은 사람들 중 단것을 먹지도 않았는데 왜 당뇨병이 걸렸는지 의아해 하는 경우가 있다. 당뇨병은 우리 몸의 혈당을 조절하는 췌장에서 나오는 인슐린이 그 기능을 제대로 발휘하지 못해서 생기는 병이다. 그러면 당분의 혈중 농도가 높아지고 오줌으로 당이 배설되며, 기운이 없어지고 쉽게 피로해진다. 목이 마르고 소변을 많이 보며, 많이 먹는데도 체중이 감소되는 증상이 나타난다.

　당뇨병은 유전적·환경적 요인에 의해 영향을 받는다. 유전적 요인은 부모가 당뇨병이 있으면 자식도 당뇨병에 걸리기 쉬운 체질을 타고난다는 것이고, 환경적 요인은 비만, 고령, 스트레스, 임신, 감염, 스테로이드 장기투여 등에 의해 당뇨병이 발병하는 것이다. 흔히 설탕이나 단 음식을 많이 먹으면 쉽게 당뇨병에 걸리는 것으로 알고 있으나 이들 음식은 당뇨병의 발병과는 직접적인 관련이 없다. 다만 단 음식을 많이 먹으면 뚱뚱해질 수 있기 때문에 간접적인 관련은 있을 수 있다. 유전적으로 당뇨병이 발병하는 것은 어쩔 수 없으나 환경적 요인은 관심을 가지고 주의하면 당뇨병

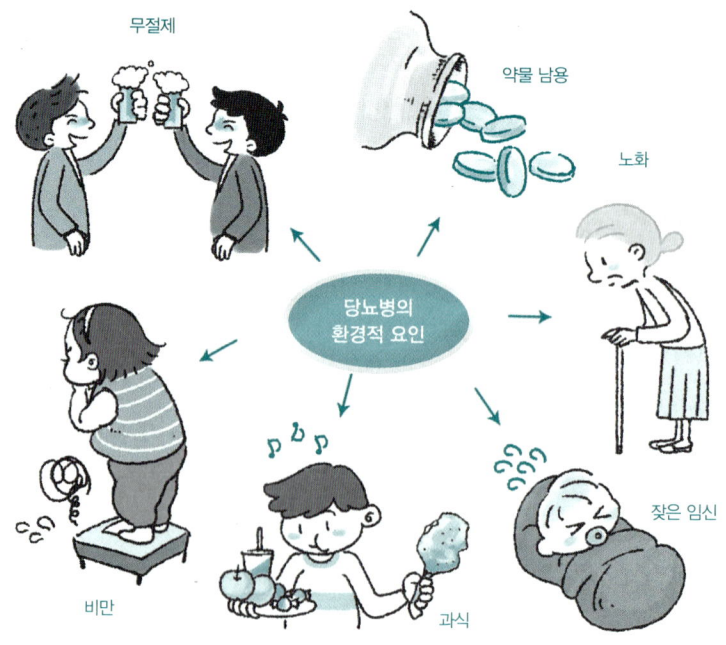

을 예방할 수 있고, 적어도 그 발병 시기를 현저히 늦출 수 있다.

당뇨병 발병의 예방도 중요하지만 합병증의 예방이 무엇보다 중요하다. 당뇨병 환자가 일상생활을 정상적으로 하지 못하거나 사망하는 원인은 당뇨병이 아니라 합병증 때문이다. 합병증을 예방하기 위해서는 당뇨병을 조기에 발견하고 이를 적절히 치료하는 것이 중요하다. 식이요법과 운동요법, 경우에 따라서는 약물요법이 필요하다.

5) 나이 먹으면서 혈압이 올라가는 것은 정상이다

노인환자 중 자신의 혈압이 높다는 것을 알면서도 치료를 받지 않는 경우가 의외로 많다. "이만큼 늙으면 고혈압이 오는 것도 당연한데, 치료는 무슨 치료야?", "뒷골이 뻐근할 때만 약을 지어 먹으면 되지.", "혈압약을 먹으면 어지럽고 기운이 없어서 아예 안 먹어." 보통 이런 환자들은 아무리 혈압약을 권해도 약을 먹지 않는다.

혈압은 연령과 더불어 높아지기 때문에 노년층으로 갈수록 고혈압의 발생 빈도가 높다. 65세부터 75세 사이의 인구 중 거의 3분의 2가 고혈압을 가지고 있다고 할 정도로 노년층의 고혈압은 뇌졸중 및 기타 심혈관계 질환에 의한 사망률 증가와 직접적인 관련이 있다. 하지만 혈압치료를 하면 심혈관계 질환의 발생 및 사망을 감소시킨다는 것도 잘 알려져 있는 사실이다.

노인에게 고혈압이 생기는 원인은 젊은 사람과 별 차이가 없다. 그러나 말초혈관의 저항이 커지는 것이 중요한 원인이며, 그 밖의 원인으로 동맥경화, 대동맥 석회화 및 경직, 동맥의 탄력성 감소 등이 있다. 이처럼 노년층의 고혈압은 흔히 나타나는 질환이지만 결코 정상적인 상태가 아니라 병적인 상태다. 당연히 치료를 하지 않으면 합병증이 나타날 가능성이 높다.

노인의 고혈압 치료도 젊은 사람들과 특별한 차이가 없다. 말초혈관 저항을 줄여주는 적절한 운동과 함께 저염식과 알맞은 약제를 선택해야 한다. 그러나 노인은 약제에 예민하기 때문에 약제의 선택과 치료를 할 때 젊은 사람보다 약물용량을 줄여서 시작해야 하며, 혈압강하도 서서히 이루어져야 한다. 특히 당뇨병, 관절염, 심부전, 협심증, 만성 폐질환 등을 동반했을 때는 꼭 의사와 상의하여 약제 선택에 신중을 기해야 한다. 또한 노인은 젊은 사람에 비해 약물에 의한 부작용이 흔하므로 자의적으로 약을 중단하지 말고 의사의 지시에 따라 용량을 조절하거나 다른 약제를 선택해야 한다. 그리고 고혈압은 일시적으로 치료하는 것이 아니라 지속적으로 조절하는 병이기 때문에 꾸준한 노력이 무엇보다 필요하다는 사실을 명심해야 한다.

6) 큰 병원이 좋은 병원이다

건강에 문제가 생기면 누구나 어느 병원, 어떤 의사를 찾을 것인가 고민한다. 이때 많은 환자는 여러 불편을 무릅쓰면서까지 큰 병원을 찾는다. 그런데 과연 큰 병원만이 좋은 진료를 제공하는 것일까? 환자 대부분은 개인병원에서 몸에 이상이 있다는 진단을 받으면 다시 큰 병원에서 정밀검사를 받는다. 물론 정확한 것을 알고 싶은 이유도 있겠지만 사실은 개인병원이 미덥지 않기도 하고 무엇보다도 작은 병원에 대한 불신 때문이다.

큰 병원을 이용할 때 늘 경험하는 것이 '3시간 기다려 3분 진료'이다. 때로는 며칠에서 몇 달까지 기다려야 진료를 받을 수 있다. 진료비도 개인의원 30%에 비해 종합병원은 55%까지 환자가 부담해야 하지만 큰 병원에 환자가 몰려든다. 그리고 일반 질병을 가진 환자도 큰 병원으로 몰리는 상황인데 생명이 오가는 암환자의 경우는 더 심하다. 환자 대부분 서울의 큰 병원에서 수술이나 항암치료를 받으며, 입원치료가 종결된 후 통원치료까지도 서울에서 치료를 받는다. 그래서 암환자를 다루는 의사의 진료실은 항상 북새통을 이룰 수밖에 없다. 복도 바닥에 주저앉는 등 오랜 시간을 불편한 자세로 기다려도 진료는 고작 1~2분에 불과하며, 여러 상황 상 궁금한 내용을 물어볼 수도 없다.

대학병원이나 종합병원에서 고액의 특진비를 내고 특정 의사에게 진료를 받는 특진제도도 마찬가지다. 대부분의 환자가 특정 의사에게만 몰리기 때문에 그 의사가 하루 열 명 넘게 수술을 해야 할 정도다. 보통 2~3시간씩 걸리는 대수술을 모두 수술한다는 것은 애초부터 불가능하다. 레지던트들이 수술을 하면 이 방 저 방 돌아다니며 조금씩 손볼 수밖에 없는 것이 현실이다. 그러므로 대부분의 병은 일차 진료로도 충분한 '가깝고 편리하고 값싼' 동네 병원에서 친절한 설명을 들으며 대접받는 진료를 받기를 권유한다.

7) 금연으로 스트레스 받는 것보다 흡연이 더 낫다

우리나라 남자의 흡연율은 세계에서 1, 2위를 다툴 정도로 높아 전체 남성 인구의 약 43.7%에 육박하고 있다. 담배가 몸에 해롭다는 사실이 널리 알려져 있는데도 왜 계속 담배를 피울까? 그것은 담배를 피우는 행동이 일종의 중독이기 때문이다. 다행히 요즘에는 금연에 동참하는 사람의 수가 많이 늘고 있지만 아직도 흡연 인구는 적지 않다. 흡연자에게 담배를 끊지 못하는 이유를 물어보면 대답이 천차만별이다. 그중에서 "금연하느라 스트레스 받을 바엔 차라리 피우고 스트레스 덜 받는 게 낫다."고 하는 사람이 있는데, 과연 그럴까?

담배를 피우면 담배의 니코틴 같은 성분에 의해 일시적인 각성 효과가 나타나는 것은 사실이지만 스트레스 해소와는 무관하다. 스트레스는 자신의 욕구나 의지가 억제되어 행동의 제약을 받기 때문에 발생한다. 다시 말해 하고 싶은 일이나 해야 할 일을 하지 못할 때 스트레스가 생긴다는 것이다. 업무가 누적되어 진행이 안 될 때 스트레스가 생기는 것이고, 무엇을 하고 싶은데 그것을 못할 때 느끼는 것이 스트레스다.

담배를 피우는 사람은 담배를 피우지 않을 때 담배를 피워야겠다는 욕구가 스트레스로 작용한다. 이런 사람이 어떤 일로부터 스트레스를 받으면 담배를 피우고 싶다는 스트레스와 일에 의한 스트레스가 공존하는데, 담배를 피우면 담배를 피우고 싶다는 스트레스만 해소가 된다. 결국 흡연으로 스트레스가 해소된다는 것은 원래 담배를 피우지 않았더라면 생기지도 않았을 스트레스만 해소되고 일에서 오는 스트레스는 그대로 남는다는 것이다. 일로 인한 스트레스는 전혀 해소되지 않은 채 우리 몸의 건강을 해치고 수명을 단축시키는 담배를 그래도 피워야 할까?

8) 콜레스테롤 수치는 낮을수록 좋다

최근 우리나라 40대 사망률이 세계 최고인데, 상당 부분 심장이나 혈관 질환 같은 성인병이 차지하며 그 원인이 주로 콜레스테롤이라고 매스컴이 보도하고 있다. 그 영향으로 콜레스테롤이 인류 건강 최대의 적이자 모든 질병 원인의 우두머리처럼 인식되고 있다. 육류 등 기름기가 많은 음식을 주식으로 하고 비만환자가 많은, 그리고 실제로 협심증이나 심근경색증 등 관상동맥 질환이 많은 서양인에게는 틀림없이 맞는 얘기다. 하지만 곡식과 채소 같은 음식재료를 주로 이용하는 우리나라에서 콜레스테롤에만 초점을 맞추는 것은 너무 지나치다. 물론 최근 생활양식이나 식습관이 급격히 서구화되면서 비만, 당뇨, 심장질환 등이 많이 발생한 사실도 간과할 수 없다.

콜레스테롤은 섭취한 음식물 가운데 지방질을 이용하여 간에서 만들어지는 것으로 건강한 신체를 유지하는 데 모자라거나 없어서는 안 될 필수 영양소 중 하나다. 우리 몸을 구성하는 모든 세포의 형성과 성장에 콜레스테롤이 반드시 필요하고, 생리적 기능을 유지해 주는 호르몬을 만드는 데도 중추적인 영양소로 쓰인다. 따라서 콜레스테롤의 혈중농도가 높으면 무조건 병을 일으키기 때문에 어떻게든 수치를 낮춰야 안전하다는 생각은 잘못이다.

정상 성인이라면 혈액 중에 평균 150~190mg/dl 정도의 콜레스테롤을 유지하는 것이 바람직하다. 심장병 발병의 위험도 별로 없는데 콜레스테롤 수치가 조금 높다고 해서 안전성 여부도 모르는 각종 약품을 함부로 복용하는 것은 오히려 몸을 악화시킬 수 있다. 따라서 어떤 질병이든 원인을 확인하고 그 원인을 없애야 한다. 콜레스테롤이 높은 고지혈증 역시 콜레스테롤 수치를 조절하기보다는 일상생활에서 충분히 예방과 치료가 가능하다. 운동부족과 과다한 음식섭취에 따른 비만, 음주, 흡연 등이 모두 콜레스테롤을 높이고 심장질환을 일으키는 원인이다. 따라서 규칙적이고 절제된 음식습관을 유지하고 꾸준한 운동으로 비만을 예방하는 것이 약을 복용하는 것보다 훨씬 현명하고 바람직하다.

9) 어지러운 건 빈혈 때문이다

"어지럽다고 했더니 남편이 빈혈약을 사줘서 먹고 있어요." 특별한 이상증세가 없는 50대 후반의 아주머니가 하는 얘기다. 어지럼을 경험하는 사람 대부분은 어지럼 자체를 '빈혈기'라는 말로 표현할 만큼 어지럼은 빈혈의 대표적인 증상으로 알려져 있다. 그래서 어지럼의 정확한 원인을 찾는 진찰은 회피한 채 빈혈이라고 자가진단을 하고는 빈혈약으로 알려진 철분제제를 복용한다.

어지럼증에는 실제 빈혈이 원인인 것은 그리 많지 않다. 연구에 따르면 어지럼의 약 5%만이 빈혈로 보고되어 있다. 설령 빈혈이 있더라도 어지럼 증상만을 나타내는 경우는 그리 흔치 않다. 따라서 어지럼을 빈혈로 여겨 빈혈약을 먹는 것은 대단히 잘못된 생각이다. 어지럼을 일으키는 원인은 매우 다양하며, 흔히 경험하는 것으로 기립성저혈압이 있다. 기립성저혈압은 누워 있다가 갑자기 일어나 앉거나, 앉아 있다 갑자기 일어설 때 뇌의 위치가 급격하게 낮은 데서 높은 곳으로 이동하면서 뇌에 피가 일시적으로 제대로 공급되지 않아 일어나는 증상이다. 기립성저혈압은 자율신경계의 조절능력이 감퇴되는 노년층에서 흔히 발생한다. 그 외에 심한 불안상태에서 과호흡을 함으로써 이산화탄소 배출이 증가하고 혈액 내 이산화탄소가 감소되면서 뇌혈관이 수축되어 어지러워지는 경우도 있다.

어지럼증의 원인 중에 내이(귀의 가장 안쪽 부분)의 이상도 적지 않다. 대개 고개를 움직이는 것이나 자세 변화 등으로 어지럼이 심해지며, 단순히 어지럽다기보다는 '주위가 빙빙 돈다.'거나 '걸음도 제대로 못 걸을 정도로 불안정하다.'거나 '귀가 먹먹하고 소리도 잘 안 들린다.'고 느낀다. 그러므로 어지럼증으로 빈혈이 의심된다고 곧바로 빈혈약을 사먹어서는 안되고 근본 원인을 알고 그에 따른 치료를 해야 한다. 원인도 모르고 빈혈약만 먹다가 암이나 결핵 같은 질병의 진단이 늦어질 수도 있다. 이런 경우 일시적으로 빈혈이 치료되더라도 곧 재발한다. 그리고 흔히 어지럼을 없애기 위해서 먹는 철분제제인 빈혈약은 철결핍성 빈혈에만 도움이 되고, 다른 원인의 빈혈에는 별 도움이 되지 않는다.

2. 성인 대부분 작은 종양이 있다

많은 사람이 작은 크기의 종양을 지니고 있다. 하지만 대부분의 종양은 잠복상태에 있으며, 크기가 매우 작아서 잘 발견되지 않고 치명적인 암으로도 진행되지 않는다. 하버드 의과대학 부설 소아병원의 주다 포크먼(Judah Folkman)과 라구 칼루리(raghu kalluri) 박사는 〈질병 없는 암Cancer without Disease〉이라는 보고서에서 "체내에서 자연적인 혈관형성 억제제가 생산되기 때문에 대부분 종양은 성장하기 위해 필요한 혈액을 공급받을 수 없다."고 밝혔다. 그들은 자연적 혈관형성 억제제에 대한 연구를 통해 암 발생 위험이 높은 사람에게 사용할 수 있는 신세대 비독성 항암제 개발이 가능할 것으로 기대하고 있다. 그들은 40~50세 여성의 3분의 1 이상이 작은 크기의 비침윤성 유방암을 지니고 있지만 실제 유방암 진단을 받는 것은 1%에 불과하다고 언급했다. 또한 남성의 전립선암과 관련해서도 그와 같은 내용이 확인되었으며, 부검 결과 50~70세의 모든 사람들이 작은 크기의 갑상선 종양을 지니고 있지만 실제 갑상선암으로 진단받는 것은 1% 미만인 것으로 확인되었다.

그들은 암 발생 과정을 2단계로 구분했다. 첫 번째 단계에서는 체내 정상세포가 유전자 변형을 일으켜 암세포로 변환되며, 두 번째 단계에서는 1996년 '혈관형성 스위치'라고 명명한 과정을 포함하며, 자연적인 혈관성장 억제제에 의한 방어효과를 극복하여 혈관성장이 가능하도록 종양으로부터 성장인자가 분비된다. 그러나 대부분 두 번째 단계는 진행되지 않는다고 한다. 포크먼 박사는 암이 가시화되기 전에 혈관형성 억제제를 사용하고 소변검사와 혈액검사를 통해 환자의 상태를 관찰함으로써 암 발생을 막을 수 있다고 설명했다.

양성종양과 악성종양(암) 비교

양성종양	악성종양(암)
대체로 말랑말랑하다	딱딱하다
천천히 자란다	대부분 빨리 자란다
뾰루지나 점처럼 경계가 분명하다	경계가 불분명하다(눈이나 손으로 범위를 확정하기 힘들다)
전이되지 않는다	전이된다

3. 암 걸릴 확률

보건복지부의 국가 암 발생통계(2011)에 따르면 평균수명까지 생존할 경우 암 발생률이 남자는 5명 중 2명, 여자는 3명 중 1명인 것으로 나타났다. 남자는 77세까지 암에 걸릴 누적 위험이 38.1%, 여자는 84세까지의 누적 위험이 33.8%에 달한다. 보건복지부는 중앙 및 지역 암 등록자료, 임상학회 등록자료, 암 발생통계 생산을 위한 보완자료 등 타당도가 확인된 실제 자료에 근거해 전체 국민을 대상으로 통계를 산출했다고 밝혔다.

우리나라 암 발생자 수는 2011년엔 218,017명으로, 2000년 101,772명 대비 114.2%가 증가했다. 남자는 2000년 58,016명, 2011년 110,151명이었고, 여자는 2000년 43,756명, 2011년 107,866명으로 점차 증가하는 추세다. 남자는 위암, 대장암, 폐암, 간암 순이었으며, 여자는 갑상선암, 유방암, 대장암, 위암 순이었다.

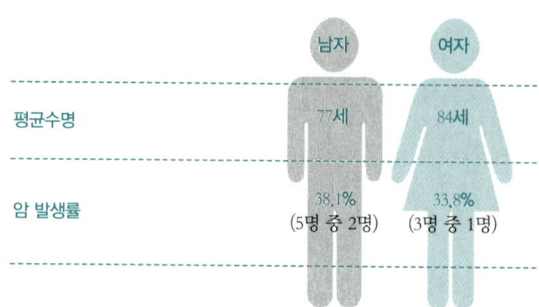

평균수명까지 생존 시 암 발생률

※ 출처:보건복지부, 2011

보건복지부는 "대부분의 경제협력개발기구(OECD) 국가의 경우 남자는 전립선암·대장암·폐암, 여자는 유방암·대장암·폐암이 대표적으로 발생하는 3대 암종으로 보고하는 것을 감안할 때, 생활양식이 점차 서구화되고 있는 우리나라에서도 대장암·전립선암·유방암의 증가가 가속화될 것."이라고 예상했다.

4. 나이를 가리지 않고 찾아오는 뇌졸중

단일 질환으로 사망률 1위가 뇌졸중이다. 많은 사람이 뇌졸중으로 고통 받고 있으며, 그 고통 속에서 사라져 가고 있다. 현재 뇌졸중 환자는 고령화 사회가 되면서 급격히 증가하고 있고, 현대인의 잘못된 생활습관으로 30~40대에서도 흔히 발병하고 있다. 무엇보다도 뇌졸중이 두려운 이유는 후유증이 참혹하기 때문이다. 환자뿐 아니라 가족까지 고통을 주는 뇌졸중은 찬바람이 불기 시작하는 계절이면 더욱 주의해야 한다.

뇌졸중은 갑작스럽게 발병되는 경우도 있지만 발병 전에 증상을 보인다. 자꾸 잠이 오고 무기력해지면서 기운 없이 쓰러지고, 갑자기 눈앞이 캄캄해지며 잠시 의식을 잃거나 팔다리가 저리고 감각이 없어져 힘을 쓸 수 없다. 또한 말이 어눌해지고 잘 알아듣지 못하면서 똑바로 걷기가 힘들거나 물체가 두개로 보이는 등의 시야장애가 있다. 더불어 뒷목이 뻣뻣해지고 열이 나면서 심한 두통을 동반하거나 어지러움·경련·기억력 장애·딸꾹질이 이틀 이상 계속될 때 등이다. 이러한 증상은 몇 시간 내 사라지더라도 곧 뇌졸중이 발생한다는 예고 증상이므로 무시하지 말고 빨리 의사의 진료를 받아야 한다.

예전에는 뇌졸중의 후유증으로 고통을 겪는 사람이 60세가 넘은 고령이었다. 그러나 지금은 20대에서도 종종 볼 수가 있으며, 30~40대에서는 어렵지 않게 중풍 환자를 볼 수 있다. 이제 뇌졸중은 더 이상 노인의 질병이 아니라 누구나 쉽게 걸릴 수 있는 두려운 질병이 되어버렸다.

찬바람이 불기 시작하면 혈관의 수축으로 혈액순환이 원활하지 못하므로 기온차가 많은 계절에는 혈관 질환, 즉 뇌졸중의 위험도 높다. 뇌혈관 질환을 통틀어 말하는 뇌졸중은 뇌출혈, 뇌경색(뇌혈전·뇌색전), 지주막하출혈, 고혈압성 뇌증, 일과성 뇌허혈 발작 등을 이르는 말이다. 대부분 뇌동맥이 굳어지거나 막히고 터져서 문제가 생기는 것이다.

뇌졸중 환자는 여러 후유증을 겪으므로 후유증을 극복하고 정상생활을 할 수 있도록 치료와 재발 방지에 각별한 신경을 써야 한다. 주로 겪는 후유증은 편마비로 안면마비, 반신마비, 반신불수, 사지마비 등의 운동마비를 겪고, 실어증, 눌어증 등의 언어장애도 보인다. 또 수면장애, 인지장애, 지각장애, 시각장애, 연하장애, 대소변장애가 나타난다. 후유증의 정도는 후유증 치료와 환자의 의지, 뇌 손상 정도와 부위, 환자의 연령과 적절한 치료 프로그램에 따라 차이가 있다.

이렇듯 갑작스럽게 발병하는 뇌졸중은 원인 질환과 위험인자를 알고 철저히 관리하는 것이 최선이다. 원인 질환으로는 죽상경화증, 고혈압, 심장질환, 뇌동맥류, 혈관기형, 동맥염, 혈액질환, 동맥경화증, 당뇨 등이 있으며, 위험인자로는 고콜레스테롤, 흡연, 고령, 비만, 과음, 과로 등이 있다. 특히 고령을 제외하고는 고혈압이 주요 원인이므로 고지혈증, 심장질환, 당뇨, 비만, 흡연 등을 철저히 관리해야 한다. 더불어 가족 중에 고혈압이나 뇌졸중 환자가 있으면 정기적인 검진을 받아야 한다.

뇌졸중이 발병하면 무엇보다 신속히 병원으로 이송을 해야 한다. 그리고 구급차를 기다리는 동안 환자의 상태가 좋지 않을 경우 빠르고 올바른 응급조치를 하는 것이 중요하다. 응급조치를 하는 사람은 당황하지 말고 침착하게 응급조치를 실시한다. 첫째, 환자가 당황하거나 흥분하지 않도록 침착하게 안정시킨다. 환자의 몸이 충격을 받거나 흔들리지 않도록 평평한 곳에 눕힌다. 실내조명은 너무 밝지 않고 주위가 소란스럽지 않게 한다. 둘째, 환자의 의식을 살펴본다. 만약 환자가 의식이 없다면 살을 꼬집어 반응을 살핀다. 큰소리로 이름을 불렀는데도 의식이 없을 경우에는 의식장애로 생명이 위독할 수도 있다. 셋째, 환자가 움직이지 못하도록 한다. 몸이 움직이면 뇌도 함께 흔들려 뇌가 손상될 수 있다. 따라서 움직이지 못하도록 보호자가 심신의 안정을 유도한다. 넷째, 몸을 조이고 있는 것들을 풀어준다. 예를 들어 넥타이, 허리띠, 양말, 신발, 꽉 끼는 브래지어, 시계 등은 모두 풀어준다. 다섯째, 입에 수건 등을 물리고 구토 여부를 살핀다. 환자가 갑작스런 발작이나 경련으로 혀를 물지 않도록 입에 수건 등을 물려준다. 또 구토할 때 토사물이 기도를 막지 않도록 머리를 한쪽으로 돌려주고 구토물을 빨리 제거해 준다. 마지막으로 병원에 이송된 후 의사에게 환자의 상태를 정확히 알려준다. 의사에게 언제 어떻게 뇌졸중이 발병했는지, 응급조치 시 어떤 증상을 보였는지, 환자의 병력이나 복용하는 약이 있는지 등 환자에 대한 정보를 정확하게 알려주어야 한다.

뇌졸중을 예방하는 생활 수칙

① 금연은 기본이고, 지나친 음주도 금물이다.
② 혈압과 혈액 검사를 주기적으로 한다.
③ 맵고 짠 자극성이 강한 음식과 기름진 음식은 피한다.
④ 과식하지 않고, 규칙적인 운동으로 표준 체중을 유지한다.
⑤ 충분한 휴식으로 육체적·정신적 피로가 누적되지 않도록 한다.
⑥ 갑작스럽게 기온이 떨어진 곳이나 추위에 노출되지 않도록 한다.
⑦ 마음의 여유를 갖고 조급하고 화내는 마음을 버린다.

5. 풍치의 예방과 올바른 대처법

풍치는 충치와 함께 발생률이 증가하고 있으며 젊은층부터 노년층에 이르기까지 치아 상실의 주원인이 되는 심각한 질환이다. 풍치는 숨을 쉴 때나 차가운 음식을 먹을 때 이가 시리기 때문에 붙여진 이름이며, 흔히 풍(風)이라고 불리는 뇌졸중과는 관계가 없다. 풍치 예방은 올바른 칫솔질로 치태를 없애고 치은염이 발생하지 않도록 미리 차단하는 것이다.

사회의 문명화·산업화와 더불어 각종 가공식품과 기호식품이 등장하고, 조리법과 조미법이 발전하면서 가공되지 않은 재래식품보다 맛도 좋고 빨리 먹을 수 있는 인스턴트식품이 보편화되었다. 그런데 이 음식물은 충치나 잇몸병을 일으키기 좋은 여건을 만들어 주었다.

잇몸병의 원인인 치태는 음식물을 먹은 후 곧바로 이를 닦지 않으면 불과 한두 시간 후에 치아 표면에 생성되는 세균막으로, 눈에 보이지 않고 칫솔질로도 잘 제거되지 않는다. 세균막의 세균이 번식하여 독소를 내뿜으면 잇몸 색이 어두운 적색으로 변하고 부어오르며 염증이 생기면서 피가 잘 난다. 이러한 치은염을 예방하기 위해서는 치태의 생성을 막아야 하는데, 식후 3분 이내에 3분간의 칫솔질을 시행하는 3-3 칫솔법을 실천함으로써 효과적으로 차단할 수 있다. 일단 생성된 치태는 눈에 보이지 않기 때문에 치과에서 치태염색약으로 치태검사를 받아야 확인이 가능하다.

검사 결과 치태가 있으면 간단한 스케일링 후 구강 위생관리를 청결히 하면 완치될 수 있다. 치은염은 대부분의 연령층에서 나타나지만, 특히 사춘기 때는 호르몬 대사의 변화와 맞물려 잘 발생하기 때문에 구강 위생관리에 관심을 기울여야 한다.

치은염을 방치하면 세균이 계속 증식하면서 그 대사산물과 침 속의 칼슘성분 등이 합쳐져 딱딱한 치석을 형성한다. 이 치석이 치아 뿌리를 따라 내려가면 치주염이 발생하는데, 일단 치주염으로 진행된 후에는 원상회복이 쉽지 않다. 치주염에 걸리면 치아를 지지하는 잇몸뼈, 즉 치조골이 파괴되면서 치아 뿌리와 잇몸이 분리되어 틈이 생긴다. 이 틈을 잇몸에 생긴 주머니, 즉 치주낭이라고 한다. 이 치주낭이 점차 깊어지면서 신경이 분포되어 있는 치

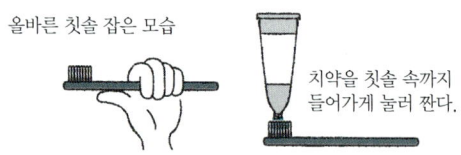

올바른 칫솔 잡은 모습

치약을 칫솔 속까지 들어가게 눌러 짠다.

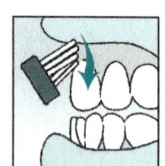

잇몸에서 치아 방향으로 손목을 돌려 닦는다.

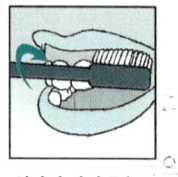

치아의 바깥쪽을 닦는다.

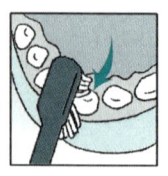

치아의 안쪽을 닦는다.

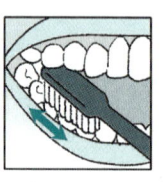

치아의 씹는 면을 닦는다.

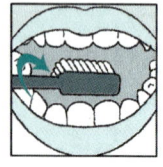

혀를 닦는다.

회전법으로 이 닦기

아 뿌리의 백아질이 노출되고, 또 치아가 흔들리면서 물이나 공기에 노출될 때 이가 시리고 잇몸이 부어오르며 입 냄새도 심해지는 풍치로 진행한다. 풍치가 진행되면 치조골이 파괴되어 이가 흔들리고, 치아 뿌리는 영양공급을 받지 못해 표면이 상한다. 증상이 심해지면 잇몸 색이 변하고 누르면 고름이 나며 이가 빠지거나 빠지지 않으면 발치해야 한다. 중년 이상의 연령층에서 치아를 잃는 원인의 대부분이 이러한 풍치 때문이다.

풍치 예방은 정확한 칫솔질로 치은염을 예방하는 것이 무엇보다 중요하다. 그다음은 식이조절이다. 단 음식이나 가공식품을 가급적 피하고, 섬유질이 많고 오래 씹는 야채나 과일 등을 먹는다. 이는 스스로 치아를 청정시켜 치태의 형성을 억제할 뿐만 아니라 잇몸 마사지 효과도 있어서 잇몸병 예방에 효과적이다. 긴장이나 스트레스와 과로 등은 침의 분비를 저하시켜 입 안의 청정작용을 어렵게 하며, 만성소모성 질환이나 영양부족은 염증에 대한 방어력을 떨어뜨려 잇몸병을 악화시키기 때문에 육체적·정신적으로 안정과 휴식이 필요하다.

6. 3대 건강수치를 체크하자

혈압·혈당·콜레스테롤 수치를 3대 건강수치라고 말한다. 혈압은 고혈압이나 저혈압 여부를 잘 알아서 관리해야 한다. 보통 고혈압은 수축기 혈압 140mmHg, 확장기 혈압 90mmHg 이상인 경우를 말한다. 혈압은 하루에 재는 시간에 따라 10~20mmHg 정도 차이가 나기 때문에 병원에서 보통 안정된 자세로 세 번 이상 체크하여 지속적으로 높은 경우에 고혈압이라고 진단한다. 고혈압 자체는 별 증상이 없지만 고혈압을 조절하지 않고 방치할 경우 심장병이나 뇌졸중 등의 합병증을 초래할 수 있기 때문에 반드시 관리하여야 한다. 저혈압은 다량의 출혈이나 쇼크로 인한 저혈압을 제외하고는 전혀 걱정할 게 없다. 단지 어지럽거나 팔다리가 저리거나 무기력하거나 하면 관리가 필요한데, 적절한 운동과 영양섭취로 조절이 가능하다.

혈당은 공복 시 100mg/dl 미만이면 정상이다. 공복 시 100mg/dl 이상이거나 식후 2시간 뒤 120mg/dl 이상이면 당뇨병을 의심한다. 물론 확진을 위해서는 여러 검사가 필요하다. 당뇨병도 고혈압과 마찬가지로 당뇨 자체는 큰 증상이 없지만 시신경, 심장, 신장 등에 합병증이 올 수 있으며, 족부궤양과 뇌졸중 같은 합병증을 초래하기 때문에 철저한 관리가 필요하다.

콜레스테롤 수치는 보통 250mg/dl까지를 정상이라고 얘기하지만, 엄밀히 해서 190~200mg/dl 이상일 때는 정상이 아니다. 콜레스테롤은 음식을 통해서도 들어오지만 우리 몸속의 간에서 생산되기 때문에 반드시 식습관과 연관된다고 말할 수는 없다. 콜레스테롤은 우리 몸 모든 세포의 세포막을 형성하는 구성성분이며 생리적 기능을 유지해 주는 호르몬 생산에도 중요한 기능을 하기 때문에 무조건 나쁜 것은 아니다. 콜레스테롤에는 우리 몸에 좋은 고밀도지단백과 나쁜 저밀도지단백 및 중성지방이 있다. 특히 저밀도지단백 수치가 우리 건강과 밀접한 관련이 있기 때문에 총 콜레스테롤 수치보다 저밀도지단백 수치에 신경 쓰는 것이 현명하다. 저밀도지단백 수치는 160mg/dl 이상일 경우 병적이며, 특히 가족 중에 심장병을 앓은 사람이 있는 경우에는 130mg/dl 이상이라도 위험한 것으로 판단하여 약물치료를 해야 한다.

7. 가장 많은 암의 원인, 감염

2013년 국립암센터에서 암의 원인에 대한 연구결과를 발표했는데, 먹거리를 제외한 조건에서 감염이 1위를 차지했다. 그중 대표적인 것이 간암, 위암, 자궁경부암이며, 각각 간염 바이러스, 헬리코박터 파일로리균, 인유두종 바이러스(HPV)가 원인이었다.

흡연이 폐암의 중요한 원인이지만 비흡연자에게 폐암이 생기는 경우도 많다. 그러나 자궁경부암과 간암은 바이러스 감염 없이 발병하는 경우가 극히 드물다. 자궁경부암은 100% HPV가 원인이고, 간암은 70% 정도는 B형 간염 바이러스이고 30%는 대부분 C형 간염 바이러스 감염이 원인이다. 원인이 분명하기 때문에 바이러스 감염을 차단하는 백신을 접종하면 쉽게 예방이 가능하다. 예방 백신이 있는 암은 간암과 자궁경부암뿐이다.

간암은 현재 B형 간염 바이러스 보균자의 90% 정도가 출생 과정에서 보균자인 어머니로부터 수직 감염된다. 따라서 B형 간염 바이러스를 가진 임신부가 아기를 낳으면 무조건 보균자로 간주하고 대처한다. 출생 즉시 신생아에게 면역글로불린을 주사하고 이후 일정한 간격으로 B형 간염 바이러스 백신을 접종하면 B형 간염과 그로 인한 간암을 막을 수 있다.

자궁경부암을 일으키는 16형과 18형 HPV는 100% 성관계를 통해 후천적으로 감염된다. 자궁경부암은 B형 간염 바이러스처럼 수직 감염 등 선천적인 감염이 없기 때문에 예방 백신을 맞으면 위험한 16형과 18형 HPV 감염을 차단할 수 있다. 이미 HPV에 감염된 여성도 백신을 접종하면 어느 정도 자궁경부암을 억제할 수 있다. 간염 백신은 바이러스가 감염된 상태에서는 효과가 없지만 자궁경부암 백신은 바이러스 보균자라도 백신 접종으로 어느 정도 암 예방 효과를 볼 수 있다.

8. 니시의학 치료 사례

1) 유방암 완치(박○○, 52세, 여자)

유방암 2기인 저는 종양이 6센티미터라 대학병원에서 수술하지 않으면 생명이 위험하다는 진단을 받았습니다. 하지만 오래전부터 자연의학에 관심이 많았고 현대의학 이외의 방법으로 치료하고 싶은 마음에 니시의학으로 유명한 김진목 박사님을 찾아갔습니다.

박사님도 처음에는 수술과 항암치료 등 현대의학 치료와 함께 니시의학을 적용할 것을 강력히 권했지만, 저의 고집을 꺾지는 못했습니다. 그래서 일단 3개월간 니시의학으로 치료해보고 호전이 없으면 바로 수술하기로 결정했습니다. 박사님이 일본 와타나베의원을 추천해 주었고 그곳에서 3개월간 니시의학 치료에 전념했습니다.

첫 1주 동안 단식을 시행했고, 그 뒤부터 1일 2식을 기본으로 현미밥, 생채소식을 먹고, 매일 풍욕을 11회 실시했습니다. 또한 냉온욕을 하고 매일 한 시간씩 산책했으며, 관장·니시기계운동 등을 반복했습니다. 보름 후 날아갈 듯 몸의 상태가 좋아지면서 계속한다면 암이 완치될 것 같은 확신이 들었습니다. 한 달이 지난 뒤 제 몸은 날아갈듯 가벼워지고, 최상의 상태가 되었습니다.

김진목 박사님은 3개월을 추천했지만 2개월 만에 귀국하여 와타나베의원에서 배운 것을 집에서 꾸준히 실천했습니다. 일부러 3개월에 한 번씩 해야 하는 검사를 미루고, 3개월을 더 니시의학을 실천한 뒤 검사를 했습니다. 그런데 놀랍게도 6센티미터이던 종양이 2센티미터로 줄어들었습니다.

그동안 현대의학 치료를 전혀 하지 않고 오로지 니시의학 치료만으로 호전된 것입니다. 그리고 1년간 열심히 실천한 결과 암은 완전히 사라졌습니다. 이제는 니시의학을 암 치료가 아니라 건강관리를 위한 생활습관으로 꾸준히 실천하고 있습니다.

2) 대장암 극복(최○○, 33세, 남자)

보통 대장암 환자와 달리 평소 육식보다는 채식을 좋아했고 술과 담배는 일절 하지 않았습니다. 특별히 변비나 설사 증상도 없었고 운동도 열심히 하면서 아주 정상적인 직장생활을 하고 있었습니다. 그러던 중 대장암이라는 진단을 받고 하늘이 무너지는 듯했습니다. 아내와 어린 자식을 생각하니 정신적 혼란은 걷잡을 수 없었습니다.

2002년 1월 대구의 모 대학병원에서 수술을 받고 6개월간 항암치료 후 완치 판정을 받아 직장에 복귀했습니다. 하지만 대부분의 사람이 그러하듯 2004년 2월 정기검사에서 대장 뒤쪽의 척추 양쪽 임파절에 전이되었다는 통보를 듣고 화가 치밀었습니다. 병원에서 항암치료를 권했지만 현대의학에 대한 불신이 팽배해 대체의학이나 민간요법을 알아봤습니다. 하지만 아내의 강력한 반대에 부딪혀 현대의학과 대체의학의 병행치료를 결정하고 수소문 끝에 김진목 원장님을 찾았습니다.

2004년 3월 말에 1차 항암치료를 받은 후 입원하여 통합의학 치료를 받았으나, 2차 항암치료가 4월 말에 잡혀 있어 오랫동안의 입원은 불가능했습니다. 2차 항암치료 후 통합의학적 면역증강 치료를 받았고, 5월 초 3차 항암치료 후에도 똑같이 했습니다. 3차 항암치료까지는 그런대로 견딜 만했으나 4차 항암치료 후에는 완전히 탈진상태에 빠져버렸습니다. 백혈구 수치도 너무 저하되었고 극심한 구토로 식사를 전혀 할 수 없었으며 주사를 맞은 혈관이 새까맣게 타들어갔습니다. 더 이상 항암치료를 하다가는 죽을 것 같다는 두려움을 느껴 아내를 설득하여 현대의학적 치료는 포기하고 통합의학적 치료에만 전념하기로 결정했습니다.

1일 2식과 생채소식 및 현미식단으로 식이요법을 하고, 관장·세장·마그밀 복용으로 숙변 배제와 변통을 원활히 하는 데 초점을 두었습니다. 또한 냉온교대욕 하루 한 번 15회, 대기요법 1일 8~10회를 하루도 빠짐없이 시행했습니다. 하루 두세 번씩 해운대 백사장과 동백섬으로의 산책, 비타민 C 공급을 위한 농축 감잎차 1리터와 고단위 비타민 C 주사요법도 시행했습니다. 항암치료로 검게 죽었던 피부가 되살아나고, 컨디션이 회복되어 정신적·육체적으로 모든 것이 안정되어 갔습니다.

약 45일의 입원생활을 통해 항암치료의 후유증을 깨끗이 씻어내고 암 체질을 개선시켰습니다. 퇴원 후 집에서도 철저하게 시행한 결과 2004년 8월 PET-CT 검사에서 대장암이 깨끗이 나았다는 진단을 받았습니다.

9. 니시의학의 활용

1) 뇌졸중의 극복

뇌졸중은 뇌출혈과 뇌경색이 있다. 대개의 원인은 고혈압, 당뇨 등으로 인한 동맥경화이며, 현대의학에서는 평생토록 약을 복용하는 것을 원칙으로 한다. 고혈압과 당뇨는 약으로 조절 가능하며, 조절만 잘하면 뇌졸중을 피할 수 있다. 그러나 약을 열심히 복용하더라도 계속 병이 진행되면서 복용하는 약의 종류와 개수가 늘어난다. 따라서 약에 의한 부작용이 발생하며 심장병이나 신부전, 뇌졸중 같은 합병증을 초래할 수 있다.

이러한 이유는 생활습관을 바꾸지 않고 약만 복용하기 때문이다. 식습관과 생활습관을 교정하면 고혈압과 당뇨는 반드시 호전되고, 복용하는 약의 종류와 개수도 점차 감소할 것이다. 또 뇌졸중의 발병 시 단식을 하면 호전될 확률이 있으므로 응급수술을 요하는 상태가 아니라면 약물치료를 하기 전에 단식을 해볼 것을 추천한다. 약물치료와 함께 단식을 하는 것도 한 방편일 수 있다. 어쨌든 뇌졸중의 발병 시에는 영양공급을 잘하는 것이 아니라 단식을 해야 한다는 사실을 기억하기를 바란다.

2) 암 관리

암은 스트레스, 잘못된 먹거리, 운동부족, 휴식부족, 감염, 환경오염 등 복합적인 원인으로 발생한다. 암의 원인으로 지목된 요소는 반드시 교정해야 하며, 기본적으로 마음관리와 식사관리는 필수적이다.

마음관리는 마음을 비우는 것이다. 비운다는 말은 쉽지만 실천은 매우 어렵다. 암환자 혼자의 힘으로는 거의 불가능하기 때문에 전문가의 도움이 필요하다. 성직자, 상담전문가 또는 암을 완치한 사람의 도움을 받아 스트레스를 해소하고 마음을 비울 수 있도록 노력을 해야 한다.

식사관리는 항암치료 동안 면역과 체력이 많이 저하되기 때문에 골고루 잘 챙겨먹어야 하지만, 항암치료 이후부터는 기본적으로 채식을 해야 한다. 고기, 생선, 계란, 우유 같은 동물성 식품이 채소나 과일보다 화학물질에 오염되었을 확률이 훨씬 높기 때문이다. 식품첨가물에도 독성이 있으므로 일체의 가공식품과 패스트푸드를 먹지 말아야 하며, 가정에서 천연조미료로 요리한 음식만 먹도록 노력해야 한다.

Chapter_ 8

니시의학의 이론적 배경과 작용기전

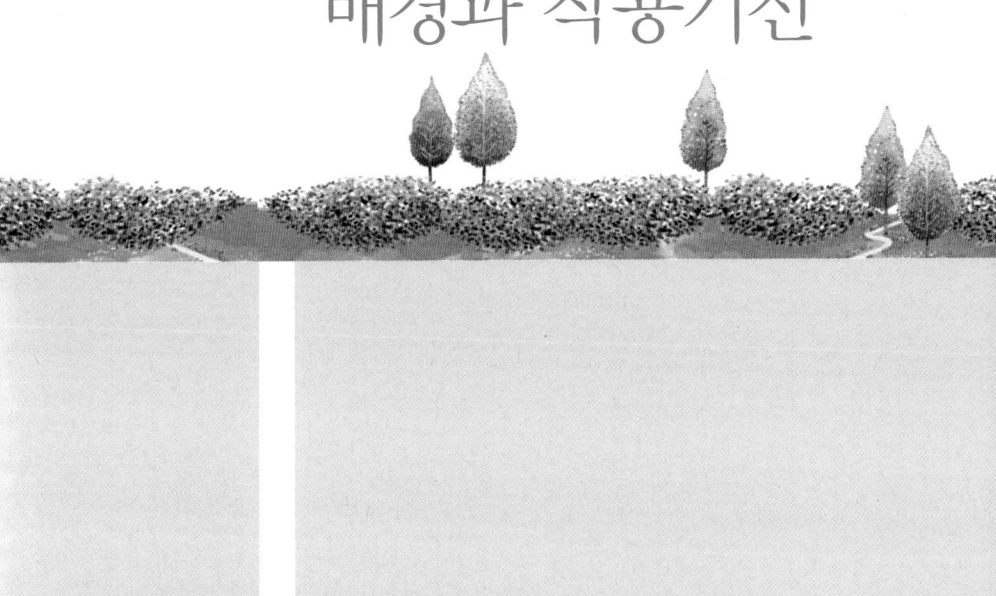
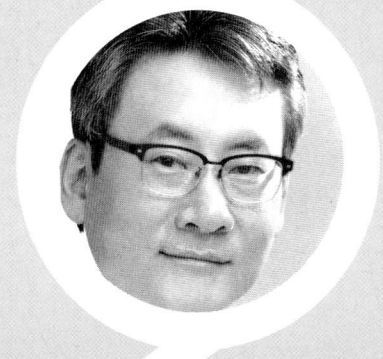

Chapter_ 8
니시의학의 이론적 배경과 작용기전

1. 항상성

우리 몸은 환경의 변화에도 불구하고 항상 일정한 체온, 혈압, 혈당 등을 유지한다. 뿐만 아니라 혈액 속의 성분들도 항상 일정하다. 몸의 주인이 실수든 고의든 독소를 마셨을 때도 얼마 지나지 않아 혈액 속의 독소를 조직으로 밀어 넣든 배설시키든 일정한 상태를 유지하는데, 이를 '항상성'이라고 부른다.

항상성으로 우리는 건강을 유지하며, 외부의 급격한 환경 변화에도 생명을 영위할 수 있다. 항상성은 식사, 운동, 면역 등의 요소들이 일정 수준을 유지해야만 가능하기 때문에 올바른 식사와 운동이 무엇보다 중요하다. 소식과 적절한 운동이 항상성을 최고도로 유지하면서 염증 억제를 통해 건강을 유지하고 질병을 치료하며, 장수한다는 연구결과도 발표되었다.

1984년 미국 텍사스주립대학 유병팔 교수가 소식의 중요성을 발표한 이후 소식이 각종 질병의 치료와 건강 장수에 효과적이라는 사실이 여러 과학자에 의해 밝혀졌으며 이제는 상식에 속할 정도다.

2. 새는 장 증후군

건강한 장의 내벽은 장 점막세포가 가지런히 늘어서서 밀착되어 있기 때문에 장 점막세포를 통해서 각종 영양소를 흡수해도 세균과 불순물은 장 점막을 통과할 수 없다. 그런데 여러 원인으로 장 점막세포 사이의 간극이 벌어져 덜 소화된 음식물과 각종 불순물이 몸속으로 침투하며, 장 점막의 손상으로 영양소가 흡수되지 않는 현상을 '새는 장 증후군'이라 한다. 그러면 평소에 즐겨 먹던 식품이지만 덜 소화된 상태로 흡수되기 때문에 몸은 처음 접하는 생소한 물질로 인식하고 알레르기 현상을 일으킨다. 세균이나 각종 노폐물도 흡수되어 혈액을 오염시키기 때문에 면역이 떨어지고 건강도 해친다. 새는 장 증후군은 대변 속의 독소가 장벽의 혈관을 통해 온몸으로 퍼지기 때문에 장 청소가 필수적이다. 니시의학의 현미밥, 생채소식, 붕어운동, 마그밀, 관장과 세장 등의 요법으로 장을 깨끗하게 청소하거나 건강하게 유지할 수 있다.

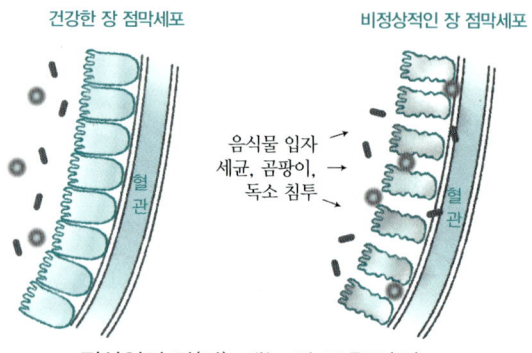

정상인의 장(좌), 새는 장 증후군(우)

3. 해독요법

대부분의 의사는 '해독'이라는 용어에 거부반응을 보인다. 우리 몸에서 독소를 중화하는 장치가 잘 갖춰져 있기 때문에 특별한 해독요법은 필요 없으며, 대개 상업적인 목적으로 만들어진 사기 의학으로 치부해 버린다. 물론 우리 몸은 간, 신장, 호흡, 피부 등으로 대부분의 독소를 원활하게 처리하기 때문에 해독요법이 필요하지 않다. 하지만 그것은 건강한 사람에게만 해당될 뿐 암환자는 해독과정이 원활하지 못하다. 특히 간의 해독과정에서 중간대사산물을 제대로 처리하기 위해 필요한 여러 효소와 영양소가 턱없이 모자라기 때문에 암환자에게 해독요법은 꼭 필요하다.

해독요법에서 가장 흔한 방법이 적절한 영양소의 공급이다. 그 중 가장 합리적이며 실천하기 좋은 방법으로 해독주스를 추천한다. 그리고 주사제로는 고단위 비타민주사와 미네랄주사가 있다. 비타민은 우리 몸의 신진대사에 꼭 필요한 효소 역할과 강력한 항산화작용을 해 주기 때문에 매우 중요한데, 고단위 비타민주사는 주로 비타민 B와 C를 투여한다. 미네랄주사는 셀레늄, 아연, 마그네슘, 칼륨 등을 투여한다.

또 다른 해독요법으로 킬레이션 주사가 있는데, 납을 비롯한 여러 중금속의 해독제인 에틸렌다이아민테트라아세트산(EDTA)과 비타민 C, 마그네슘, 비타민 B 등 여러 영양소를 섞어 주사한다. 수은을 제외한 중금속이 해독되고, 동맥경화를 치료해서 혈액순환이 잘되도록 하는 작용을 한다. 킬레이션 주사는 임상에서 의사가 많이 경험한 효과이지만, 과학적으로는 확실하게 검증이 되지 않았다. 하지만 최근에 주사를 맞은 환자는 물론 임상실험 실시자인 의사도 모르게 하는 이중맹검 연구결과가 발표되어 설명이 가능해졌다. 대부분의 환자는 중금속 수치가 높거나 혈액순환장애를 갖고 있기 때문에 킬레이션 주사로 중금속도 해독하고, 혈액순환도 호전시키고, 항산화효과도 얻을 수 있으므로 적극 추천한다.

4. 영양요법

'먹는 것이 생명'이라는 말이 있듯 육체적 생명의 보존은 오직 음식에 의존한다. 섭취된 음식은 피가 되어 전신의 세포조직에 배달되므로 피는 곧 생명이라고 할 수 있다. 현대영양학에서는 칼로리 위주의 영양섭취를 강조하지만 사실 영양과잉과 영양의 불균형이 만병의 원인이라는 사실도 중시해야 할 것이다. 영양과잉은 대사과정에서 많은 노폐물을 생성하고, 영양의 불균형 역시 잔류 노폐물을 양산하여 피를 혼탁하게 만들기 때문에 만병이 유발된다.

인체에 필요한 영양소는 탄수화물, 단백질, 지방, 섬유질, 비타민, 미네랄, 물 등으로 이 중 탄수화물, 단백질, 지방 등 3대 영양소는 인체조직을 구성하며 칼로리원이 된다. 3대 영양소는 일상 식품 속에 풍부하므로 그다지 문제될 것이 없다. 그러나 여타 영양소는 채소, 과일, 해조류 등에 들어 있기 때문에 나쁜 식습관으로 기피하면 영양의 불균형을 초래한다. 그리고 주로 생식(生食)보다 화식(火食)을 통해 죽은 영양분을 섭취하기 때문에 영양가는 더 낮아지고 독소는 더 많아지는 것이다.

영양을 챙길 수 있는 이상적인 건강 식사법은 다음과 같다. 첫째, 아침밥을 먹지 않고 생수를 1일 2리터 정도 마신다. 둘째, 식사량은 평소 양의 60~70%로 소식을 한다. 셋째, 비타민 C를 많이 섭취한다. 넷째, 백미식을 하지 말고 현미나 잡곡식으로 한다. 다섯째, 부식은 세 종류 이상의 생채소 30%, 고기 30%, 해조류 30%, 과일 10%를 먹는다. 여섯째, 주식 50%, 부식 50%로 식사량을 맞춘다.

5. 기능의학

기능의학은 현대의학처럼 몇몇 장기의 고장으로 질병이 발생하는 것이 아니라 잘못된 식습관, 환경, 호르몬 이상, 장내 환경의 이상, 스트레스 등 전인적인 원인으로 질병이 발생한다고 본다. 따라서 어떤 질병이든 전체적으로 유기적인 인과관계를 분석한다.

예를 들어 간암이라면 간의 이상만을 살피는 것이 아니라 여러 검사를 통해 몸 전체를 살펴본다. 그 뒤 검사 결과에 따라 약물치료가 아닌 **영양치료**를 통해 몸을 개선시키려는 시도를 한다. 통합의학적인 **관점**에 가장 이상적인 학문이라고 볼 수 있다.

그런데 문제는 기능의학이 아직 현대의학의 범주에 들지 못해 국민건강보험에 **적용되지** 않기 때문에 고가의 비용이 발생한다. 치료목적으로 **투여하는** 약도 건강기능식품들이기 때문에 보험 적용이 되지 않으며, **의사가** 처방전을 발행할 수 없다는 한계도 있다. 그러나 기능**의학은 매우** 중요하고 효과적인 치료법을 제공한다.

6. 심신의학

대체의학을 얘기할 때 가장 먼저 거론되는 것이 심신의학이다. 심신의학이란 말 그대로 마음과 몸을 함께 치료한다는 것이다. 현대의학이나 **한의학보다** '마음'에 초점이 맞춰져 있는 것이 심신의학이다.

마음을 다스리는 것이 질병치유에서 중요한데, 암뿐만 아니라 모든 병에서 **적용된다.** 어떤 병이든 마음을 제대로 잘 관리할 수 있다면 90% **이상 나은** 것이나 다름없을 정도로 마음관리는 굉장히 중요하다.

마음관리를 도와주는 여러 방법들 중 대표적인 것이 예술치료이다. 예술치료에는 미술치료, 음악치료, 웃음치료, 명상, 바이오피드백(신체 반응 감지 전자치료) 등이 있다. 신앙을 가지는 것도 아주 큰 도움이 된다. 그리고 어떤 방법으로든 **긍정적인** 마음으로 마음속에 있는 화, 욕심, 아집, 고집 같은 **응어리**를 버리고 마음을 잘 다스린다면 질병 치유에 큰 도움이 될 것이다.

7. 4대 건강원칙과 6대 운동법칙

니시의학에서는 건강 이상의 직접적 **요인**을 **영양** 불균형으로 인한 숙변과 체액의 산성화 또는 알칼리화, **척추의** 만곡, 혈액순환 장애, 비타민 C 부족, 자율신경계의 **불균형** 등으로 본다. 이를 해결하기 위한 방법으로 건강을 지키는 4대 **건강원칙**과 6대 운동법칙을 제시한다.

4대 건강원칙은 영양의 균형, 피부 활동**의 강화**, 손발 운동, 긍정적인 마음 갖기이며, 이를 통해 건강상태를 **정상화시키는** 것이다. 그래서 약을 일체 쓰지 않고 식이요법으로 **체질**을 개선하는 데 주력한다. 또한 관장, 세장, 단식, 마그밀 **복용** 등으로 숙변을 제거하고, 척추를 곧게 펴 주며, 전신의 **모세혈관**을 자극해 혈액순환이 원활해지도록 운동요법을 시행한다.

6대 운동법칙은 평상 사용, 경침 사용, **붕어운동**, 모관운동, 합장합척운동, 배복운동이다. 그 외에도 피부호흡을 활성화시켜 체내의 독소를 배출시키는 풍욕, 체액을 중화시키고 자율신경계를 안정시켜주는 냉온욕 등을 통해 건강을 유지하고 질병을 예방하며 치료하는 요법이다.

두 원칙은 단순하지만 생활습관을 바꿔 인체의 면역력을 회복시킨다. 그 결과 자연치유력이 강화되어 각종 난치병이 완치되거나 현대의학이나 한의학으로도 잘 낫지 않는 말기 암, 아토피성 피부염, 당뇨병, 간 질환 같은 환자가 치유된 사례도 적지 않다.

8. 증상즉요법(증상=요법)의 원칙

인체가 조화를 잃었을 때 이 부조화를 회복하여 본래의 건강을 되찾으려는 자연의 작용을 자연양능(自然良能)이라고 한다. 자연의 양능이 신체기관의 부조화를 고치려고 나타나는 것이 구토, 설사, 오한, 발열, 동통, 정신이상 같은 증상이다. 그래서 이러한 증상은 부조화를 조화로, 불통일을 통일로, 부자연을 자연으로 복귀시키려는 자연양능의 작용에 지나지 않는다.

이것을 증상즉요법(증상=요법)의 원칙이라고 하며 니시의학의 근본원리 중 하나다. 예를 들면 부패된 음식을 먹었을 때 그것을 그대로 두면 몸을 해치므로 빨리 몸 밖으로 배설하려는 것이 구토이며 설사이다. 또 체내의 조직이나 혈액, 림프액 등에 독소가 많아지면 신체를 해하기 때문에 혈액순환을 활발하게 하여 빠르게 독소를 소독하고 몸 밖으로 몰아내는 것이 발열이다. 그리고 독소 배설을 배뇨에만 의존하면 신장에 부담을 주어 신사구체(콩팥 겉

질의 모세혈관 덩어리)가 상하므로 피부를 통해 배설하려는 현상이 발진이다. 따라서 이러한 증상은 병이 아니라 해로운 독소나 세균을 밖으로 축출시키기 위해 자연이 채용하는 요법인 것이다.

영국의 저명한 의사인 토마스 시드남은 "질병이란 유해한 소인을 축출하기 위하여 자연이 채용하는 방법이다."고 말했다. 즉 외부에서 체내로 들어온 독소나 내부에서 생긴 유해한 소인을 축출하기 위하여 우리 몸이 갖고 있는 자연의 양능이 취하는 방법, 이것이 증상즉요법(증상=요법)의 원칙이다.

9. 혈액순환의 원리

현대의학에서는 혈액순환의 원동력을 심장의 펌프작용, 즉 심근의 수축력에 있다고 믿으나 실은 모세혈관의 흡인력에 있다. 이것에 대한 니시 선생의 52가지 가설 중 몇 가지를 예로 들어보자. 첫째, '심장이 없는 동물의 혈액순환은 무엇에 의하여 이루어지는가.' 하는 의문이다. 둘째, 물의 4~5배 점착력이 있는 혈액이 주먹 크기의 심장, 그것도 심장 전체의 4분의 1밖에 되지 않는 좌심실의 수축력에 의하여 직경 0.005mm 정도의 모세혈관 51억 개를 22초 동안에 순환한다는 것은 수역학적으로 이해할 수 없다. 셋째, 모체에서 태아까지의 혈액순환을 생각해볼 때 심장이 혈액순환의 원동력이라고 하는 것만으로는 충분히 설명이 되지 않는다. 그래서 혈액순환의 원동력은 모세혈관에 있고 심장은 단지 혈액순환을 조절하는 탱크나 주머니라고 생각한다면 아무런 모순 없이 설명이 된다는 것이 니시 선생의 설명이다.

보통 심장이 약해졌다는 것은 세포가 약해져 영양이 필요하지 않으므로 모세혈관이 피를 빨아들이지 않기 때문이다. 모세혈관이 빨아들이지 않으니 심장의 맥박이 완만해지는 것은 당연하다. 그런데 강심제를 써서 심장의 박동을 강요하는 것은 출구가 막혀 있는 호스에 물을 억지로 흘려보내려는 것과 같은 이치로, 심장이 튼튼해지기보다는 오히려 심장을 파괴해 버릴 수 있다. 이때는 무엇보다도 세포의 활력을 증강시키기 위해 영양을 공급해야 한다. 그리하여 모세혈관이 혈액을 빨아들이면 심장 기능을 회복하는 것이다. 이처럼 니시의학에서 말하는 혈액순환의 원동력은 모세혈관망에 있다.

Chapter_ 9

현대의학과의 병행 및 임상활용

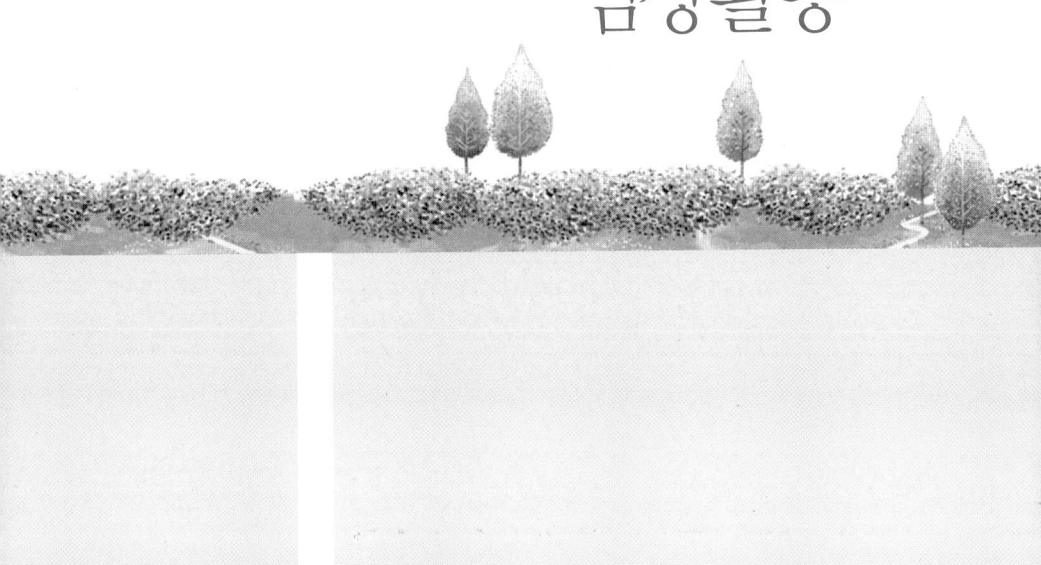
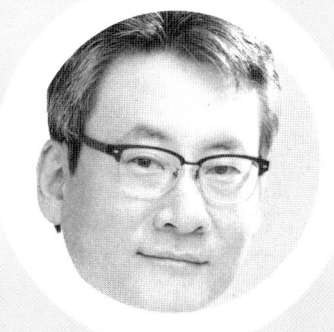

Chapter_ 9
현대의학과의 병행 및 임상활용

1. 운동요법

운동은 유산소운동과 무산소운동이 있다. 유산소운동은 걷기, 수영, 자전거, 조깅 등으로 지방을 태우는 효과가 있으며, 무산소운동은 웨이트 헬스, 단거리 달리기 등 숨을 참고 힘들여 하는 운동으로 근육증강 효과가 있다. 과격한 운동은 활성산소를 만들기 때문에 환자에게는 일반적으로 유산소운동을 하루 30~60분 정도 하는 것을 권장하고 있다. 하지만 평소에 오랫동안 해 왔던 운동인 경우에는 무리하지 않는 선에서 지속해도 된다. 단, 평소보다 맥박이나 혈압이 30% 이상 증가되거나 운동 후 탈진될 정도라면 절대로 하지 말아야 한다.

2. 온열요법

평소 '손발이 차고 소화가 잘 안되며, 빈혈이 있다'고 자신의 몸이 이상 신호를 보내는 것을 자각하는 사람은 그래도 나은 편이다. 문제는 자신의 몸이 차다는 것을 모른 채 고통 받는 사람이다.

살면서 우리가 매일 신경 써야 할 것은 체온이다. 체온이 떨어지면 기력이 저하되고, 어깨 결림과 요통뿐 아니라 부인병, 갱년기 장애, 심장병, 암, 뇌졸중, 당뇨병, 심근경색증, 우울증 등 다양한 질병이 생긴다. 몸이 차가워지는 주된 이유는 몸에 해로운 음식물을 섭취하기 때문이다. 자기 입맛에 맞는 음식만을 선호하므로 영양불균형과 저체온 현상을 불러일으키는 것이다. 저체온은 모든 병의 원인이다.

이시하라 유미(石原結實) 박사의 《체온 1도 올리면 면역력이 5배 높아진다》를 보면 지난 반세기 동안 인간의 체온은 1℃ 가까이나 떨어졌다고 한다. 반세기 전에는 평균 36.8℃였는데 지금은 35℃ 정도를 유지하고 있다는 것이다. 이시하라 박사는 체온이 1℃ 떨어지면 면역력은 30%나 낮아지고, 반대로 체온이 1℃ 올라가면 면역력은 다섯 배나 높아진다는 체온 면역요법을 주장한다. 체온을 1℃만 올려도 면역력이 높아져 감기나 대상포진, 아토피, 암, 고혈압, 당뇨병, 고지혈증, 류머티스, 우울증, 비만 등이 상당 부분 해결된다는 것이다.

최근에는 암 치료와 예방에도 온열요법을 적용한다. 국내 유수 병원에서 시행되고 있는 고주파 온열치료는 암세포가 열에 약한 원리를 이용하여 암세포를 직접적으로 궤멸시키는 데 목적을 둔다. 암세포뿐 아니라 정상세포도 사실 열에 약해 42.5℃ 정도면 괴사가 일어나는데, 정상세포는 열 손상에서 회복능력이 있는 반면 암세포는 회복능력이 없어 선택적으로 괴사된다. 항암치료나 방사선치료와 병행할 때 효과적이며, 주위의 정상세포에 손상을 끼치는 방사선치료와는 달리 암세포만 선택적으로 치료할 수 있다. 하지만 국민건강보험 혜택을 받을 수 없기 때문에 많은 비용이 든다는 부담이 있다.

건강한 사람의 정상 체온은 보통 36.5~37.1℃로 일정한 체온을 유지한다. 하지만 질병이 생기면 체온이 높아지거나 낮아지는데, 예를 들어 감기나 독감 같은 감염성 질환에 걸리면 몸에서 외부의 공격인자, 즉 세균이나 바이러스 등과 싸우는 세포 활동이 증가하면서 열 반응이 일어나 체온이 상승한다. 따라서 체온이 너무 높거나 낮아도 건강에 좋지 않으며 자신의 체온을 늘 일정하게 유지하는 것이 좋다. 사람의 체온은 조금씩 개인차가 있는데 어린아이의 경우 신진대사가 활발하고 에너지 효율이 높아 성인보다 체온이 조금 높은 편이다. 성인도 평소 자신이 유지하는 일정 체온이 사람마다 다르다.

우리 몸은 외부 온도가 변해도 항상 같은 온도를 유지한다. 하지만 찬물에 빠지거나 심하게 차가운 공기에 장시간 노출되면 면역력이 약한 노인이나 만성질환자의 경우 체온이 36℃ 이하로 떨어지는 저체온증에 빠질 수 있다. 그리고 질병 상황이 아닌데도 평균 체온이 내려가는 경우를 저체온이라고 한다. 활동이나 운동 등 움직임이 너무 적거나 만성 스트레스에 노출되고, 과식과 편식, 비만, 수면부족, 환경오염, 면역력 저하 등이 있는 경우에 평균 체온이 내려가는 저체온증이 될 수 있다. 무엇보다 가장 큰 저체온의 원인은 스트레스다. 스트레스를 받으면 자율신경계의 균형과 호르몬의 균형이 깨지면서 혈액순환장애를 초래하고, 대사를 떨어뜨려 세포의 활성이 저하되면서 저체온으로 이어진다.

체온은 인간의 생명과 건강을 지키는 중요한 요소이며 체온관리가 곧 건강관리이다. 그렇다면 저체온증을 교정하기 위해서는 어떻게 해야 할까?

첫째, 소화기를 관리해야 한다. 찬 음식을 되도록 피하고 소화가 잘되는 음식을 먹도록 한다. 특히 여성은 배를 따뜻하게 하고 따뜻한 물을 많이 마시는 게 좋다. 배가 너무 차면 쑥뜸 등 온열찜질을 하는 것이 좋다. 소화가 안 되고 설사가 나면 파뿌리를 달인 물을 데워 마시는 게 좋다.

둘째, 규칙적인 운동을 통해 신진대사를 원활히 해 준다. 신진대사율이 떨어지면 비만으로 이어지기 쉽고, 혈액순환을 방해하여 저체온의 원인이 된다. 가만히 있으면 우리 몸은 차가워지기 쉽기 때문에 하루 20~30분의 적절한 운동을 통해 심장의 기능을 활발히 해 줘야 한다.

셋째, 추위에 대비해야 한다. 겨울철에 옷을 입을 때 두꺼운 옷을 한 벌 입기보다는 가벼운 옷을 여러 벌 껴입는 것이 보온 효과가 크다.

넷째, 따뜻한 한방차를 마시면 도움이 된다. 소화 기능을 좋게 하는 생강차, 신경을 안정시키고 따뜻한 성질이 있는 대추차, 심장 기능을 좋게 하는 계피차 등을 마시면 좋다. 《동의보감》에 "대추는 맛이 달고 독이 없으며 속을 편안하게 하고 오장을 보호한다. 오래 먹으면 안색이 좋아지고 몸이 가벼워지면서 늙지 않는다."고 기록하고 있다. 하지만 대추는 입이 마르고 변비가 있는 사람은 피해야 한다. 계피는 따뜻한 성질이 있어 어혈을 풀어주고 혈액순환에 좋다. 또한 체온을 높이므로 겨울철 추위를 많이 타는 사람에게 좋고, 장 점막을 자극하여 소화를 도와준다. 하지만 계피가 말초혈관을 확장시켜 더운 피를 공급하는 역할을 하기 때문에 열이 아주 높을 때는 복용하면 안 된다.

마지막으로 올바른 자세가 중요하다. 평소 구부정하거나 나쁜 자세로 걷는다면 목과 허리의 통증으로 기와 혈의 순환이 어려워지므로 몸이 차가워진다. 몸이 차다면 되도록 올바른 자세를 취하려 노력하고 1시간에 한 번씩 팔다리, 허리 등을 펴는 스트레칭을 해 주는 게 좋다.

3. 단식의 실제

병이 있든 없든 스스로 느끼는 몸의 상태는 본인이 가장 잘 알 것이다. 수개월 내지는 수년 전에 비해 몸이 무겁고 쉽게 피로해지며, 뾰루지가 잘 생긴다면 건강에 이상이 생긴 것이다. 대부분의 사람들은 건강에 문제가 있다고 느껴서 병원에서 검사를 했는데 아무런 이상이 나타나지 않을 경우 온갖 영양제나 보약을 찾아서 먹는다. 하지만 이럴 때 가장 효과적이며 신속한 치료법은 바로 단식이다.

누구나 한 끼만 걸러도 힘들어 하지만, 실제 단식은 누구나 할 수 있다. 평소에 한 끼만 건너뛰어도 힘든데 단식을 어떻게 하냐고 염려하는 사람이 많은데 전혀 걱정할 필요가 없다. 물론 식사를 하지 않는 일은 힘든 과정이다. 하지만 남녀노소 누구나 실천할 수 있으며, 단식의 효과를 체험한 뒤에는 단식예찬론자가 될 것이다.

1) 단식의 준비

단식은 내 몸과 마음을 대청소하기 때문에 몸과 마음의 준비가 필요하다. 가장 흔히 하는 실수가 단식을 대비하여 양껏 먹는 것이다. 장 속에 음식물이 가득 차 있으면 견디기 힘들어지므로 단식 전날에는 가볍게 먹어야 하며, 기름진 음식을 먹거나 술을 마시지 말아야 한다. 또한 단정한 마음을 갖는 마음의 준비도 대단히 중요하다. 그리고 중요한 이벤트나 식사미팅 등은 단식하는 날과 겹치지 않도록 일정을 조정해야 한다.

2) 단식 프로그램의 계획

단식은 식사를 점차 줄여가는 준비식(점감식), 곡기를 끊는 본단식, 식사를 점차 늘려가는 회복식(점증식)으로 구성된다. 일주일 단식이라면 1일은 죽, 2일은 미음, 3일간은 단식, 6일째는 미음, 마지막 날에는 죽을 먹는다. 실제 단식은 고작 3일이지만, 준비기간과 회복기간까지 포함해 일주일 단식인 것이다. 사흘 단식이라면 준비식, 본단식, 회복식이 하루씩 이루어지니 누구나 쉽게 할 수 있다.

단식 프로그램에서 중요한 사항 중 하나는 회복기간을 본단식의 두 배로 잡아야 한다는 것이다. 단식을 하면 위와 장이 쪼그라드는데 갑자기 식사를 하면 음식물이 들어 있는 장의 부피가 팽창하며, 장의 연동운동으로 부피가 큰 부분이 쪼그라들어 있던 부분으로 중첩되거나 꼬여 위험해질 수 있기 때문에 장의 부피를 서서히 늘려주어야 한다.

그래서 회복기간 첫날은 보통 쌀가루나 잡곡가루를 10분의 1 농도로 미음을 만들어 먹고, 다음 날은 10분의 2~3, 그다음 날은 10분의 4~5 식으로 식사량을 서서히 늘려가야 부작용을 막을 수 있다.

하지만 일주일 이내의 단식에서는 회복식 기간을 그리 엄격하게 적용하지는 않으며, 특히 한천단식은 회복식 기간을 짧게 잡아도 무방하다. 한천단식이란 본단식 기간 동안 물만 마시는 것이 아니라 한천을 끓여 마시는 단식을 말한다. 우뭇가사리를 재료로 만든 가루인 한천은 열량이 거의 없는 대신 부피를 유지하기 때문에 회복기간 중에 장이 중첩되거나 꼬일 위험성이 없다.

처음 단식을 하는 사람은 일주일씩이나 어떻게 단식을 하느냐고 두려워하겠지만 실제로 생각만큼 힘들지 않다. 사흘은 힘들지만 나흘부터는 오히려 힘이 나고 기분도 상쾌해진다. 이런 상태라면 일주일이 아니라 10주라도 거뜬히 해낼 수 있다는 자신감이 생길 정도다. 그래서 첫 단식인데도 본단식을 연장하고 계획보다 훨씬 길게 단식을 하는 경우도 있다. 이때 잊지 말아야 할 것이 회복식을 본단식 기간의 두 배로 가져가야 한다는 원칙이다.

3) 단식 중 실천사항

① 관장

단식으로 장이 위축되면 장운동이 저하된다. 단식의 목적이 장내 노폐물을 배출하기 위한 것인데, 장의 운동이 저하되면 변비에 걸리므로 단식 기간 동안에는 관장이 꼭 필요하다. 준비식과 회복식 기간에는 꼭 필요하지 않지만, 본단식 기간에는 매일 관장을 실시해야 한다.

관장은 마그밀 관장이나 커피 관장을 시행한다. 마그밀 관장은 체온 정도의 따뜻한 수돗물을 500㎖ 정도 준비하여 마그밀 4정을 넣어 섞으면 된다. 커피 관장은 유기농 커피를 끓이고 걸러서 식힌 것을 냉장고에 보관했다가 역시 따뜻한 수돗물에 섞어서 사용한다. 수돗물의 염소를 제거한 정수기 물이면 더 좋다.

관장기는 여러 형태가 있고 저마다 사용법이 조금씩 다르지만, 조작이 간편하기 때문에 구입한 관장기의 설명대로 따라 하면 누구나 쉽게 시행할 수 있다. 관장은 관장액을 대장 속에 넣고 15분 이상 참았다가 대변을 보아야 제대로 효과를 볼 수 있다. 처음에는 힘들겠지만, 금방 적응되므로 전혀 겁낼 필요 없다.

② 생수

단식 기간에는 생수를 3리터 이상 마셔야 한다. 물론 허기가 져서 많이 마실 수 있지만, 의식적으로 생수를 많이 마시도록 노력해야 한다. 몸속의 독소가 원활하게 빠져나오도록 하기 위한 것이다. 생수도 좋지만 감잎차나 뽕잎차, 생강차도 해독에 도움이 되므로 생수와 반반씩 섭취하는 것이 더 좋다.

③ 풍욕

풍욕은 피부를 통해 해독하는 것이므로 단식의 목적과 부합하는 요법이다. 물론 필수적인 요법은 아니지만 단식과 병행할 경우 몸의 해독작용이 극대화되므로 풍욕을 반드시 실천하도록 한다. 풍욕 시 이불을 벗었을 때 니시운동을 시행하는 것이 좋다. 니시운동은 장의 연동운동을 촉진시키며 척추를 바로잡아 주고, 혈액순환을 촉진시켜주며 자율신경을 안정시키는 등의 효과가 있다.

④ 냉온욕

단식을 하면 기초대사량이 낮아지고 체온이 떨어지며, 허기로 인한 스트레스로 교감신경 우위에 빠지기 쉽다. 그런데 냉온욕을 하면 자율신경이 안정되고, 피부를 통해 나오는 독소들을 원활하게 배출되도록 촉진한다.

냉온욕의 효과에 대해서는 이미 설명했듯이 감기 예방효과, 혈액순환 촉진, 체액의 안정 등을 얻을 수 있다. 냉온욕은 목욕탕에서 하는 것이 편리하지만 가정에서도 얼마든지 할 수 있다. 욕조가 있다면 온수를 받아두고 샤워기로 냉수를 끼얹으면 되고, 욕조가 없다면 샤워기로 냉수와 온수를 교대로 끼얹는다. 효과는 모두 똑같다. 7회만 한다면 물 소비량도 큰 차이가 없다.

⑤ 마그밀

단식하지 않을 때도 마그밀을 복용하는 것이 좋지만, 단식 중에는 반드시 복용해야 한다. 변완화제인 마그밀은 단식으로 장운동이 저하되어 노폐물 배출이 원활하지 않기 때문에 필요하며, 숙변의 배출을 위해서도 마그밀의 지속적인 복용은 필수적이다.

마그밀의 복용법은 일반적인 약 복용법과 다르다. 변통을 좋게 하는 것이 목적인 마그밀은 장에서 전혀 흡수되지 않기 때문에 변통이 원활해질 때까지 양을 늘려도 된다. 처음에는 2정을 아침저녁 2회 복용하고, 변의 상태에 따라서 4정, 6정으로 늘리거나 1정으로 줄여도 된다.

예를 들어 어제 아침에 2정을 복용했는데 변비가 있다면 저녁에는 3~4정을 복용하고, 오늘 아침까지도 변비가 지속되었다면 5~6정을 복용하는 식이다. 낮에 설사가 나왔다면 저녁에는 1~2정으로 줄이고, 밤중에도 계속 설사가 난다면 다음 날 아침에는 복용하지 않는다. 계속 설사한다면 저녁에도 복용하지 않으면 된다. 이렇게 변 상태에 따라 스스로 복용량을 조절한다.

4. 항암 후 학교

대표적인 암 치료인 수술, 항암치료, 방사선치료를 현대의학적인 표준치료라고 한다. 표준치료는 암의 종류나 상태에 따라 전부 또는 일부를 시행한다. 그런데 표준치료가 종결된 후에는 식사와 운동을 포함한 전반적인 관리가 필요하다. 관리는 암환자 스스로 실천해야 하기 때문에 제대로 알고 정확하게 실천해야 한다. 식사나 운동 같은 생활관리가 신체에 미치는 영향은 당장 크게 나타나지 않지만, 보통 5~10년 정도의 암 투병기간을 생각한다면 꾸준한 관리가 필요하다. 처음엔 약간의 차이지만 시간이 흐를수록 우리가 상상하는 이상의 엄청난 차이를 초래하기 때문이다.

필자는 암의 표준치료 종결 후의 생활관리법을 제대로 교육하고 실천하도록 돕는 과정을 '항암 후 학교'라고 이름 짓고 운영하고 있다. 항암 후 학교에서 가르치는 요법은 평소 일상생활에서 실천해야 하는 것들인데 현미밥, 채식 위주의 반찬, 풍욕, 냉온욕, 관장, 마그밀 복용, 온열요법, 마음관리 등이다. 그리고 암 치료로 체내에 누적된 독소를 신속히 배출시키기 위한 단식도 포함된다.

항암 후 학교의 궁극적인 목표는 암의 완전한 치유(Healing)인데, 여기서 Healing은 Healthy food(건강한 먹거리), Exercise(운동), Air(공기), Light(햇빛), Interest(관심), Nature(자연), Give(기부)를 의미한다. 건강한 음식과 물을 섭취하고, 적절한 운동을 하고, 신선한 공기를 흡입하며, 따뜻한 햇볕을 쬔다. 더불어 모든 일에 따뜻한 관심을 가지면서, 자연친화적인 생활을 하며, 모든 것을 주는(내려놓는) 생활을 실천하다 보면 자연스럽게 얻는 것이 바로 치유(Healing)이다.

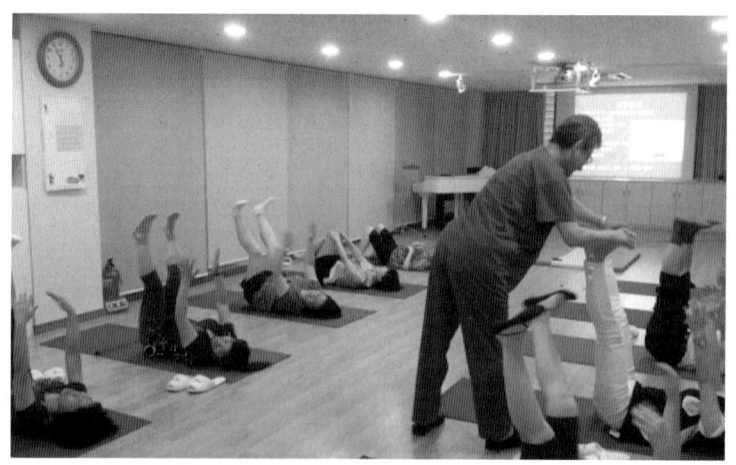

항암 후 학교에서 모관운동을 지도하는 모습

항암 후 학교 7박 8일 일정

요일 시간	1일차(토)	2일차(일)	3~7일차 (월~금)	8일차(토)
06:30~07:00		기상 및 몸 풀기		
07:00~07:30		풍욕 1		
07:30~08:30		기체조, 명상, 힐링코드		
08:30~10:30	입소 숙소 배정 생활 안내	풍욕 지도	온열치료 (황토찜질방)	평가 및 질의응답
10:30~11:30		종교 및 기타활동 (개인별)	교육 1(자연요법, 서암뜸)	종교 및 기타활동 (개인별)
12:00~13:30		점심식사		
14:00~16:00		산림욕		퇴소
16:00~18:00		진찰 및 개별 상담		
18:00~19:00		저녁식사		
19:30~20:30	풍욕 지도	교육 2 (통합 암 치료 로드맵, 심신의학)		
21:00~22:00	환영 및 자기소개	해독주스 만들기		
22:00~22:30		풍욕 2		
22:30~		취침		

Chapter_10
통합의학

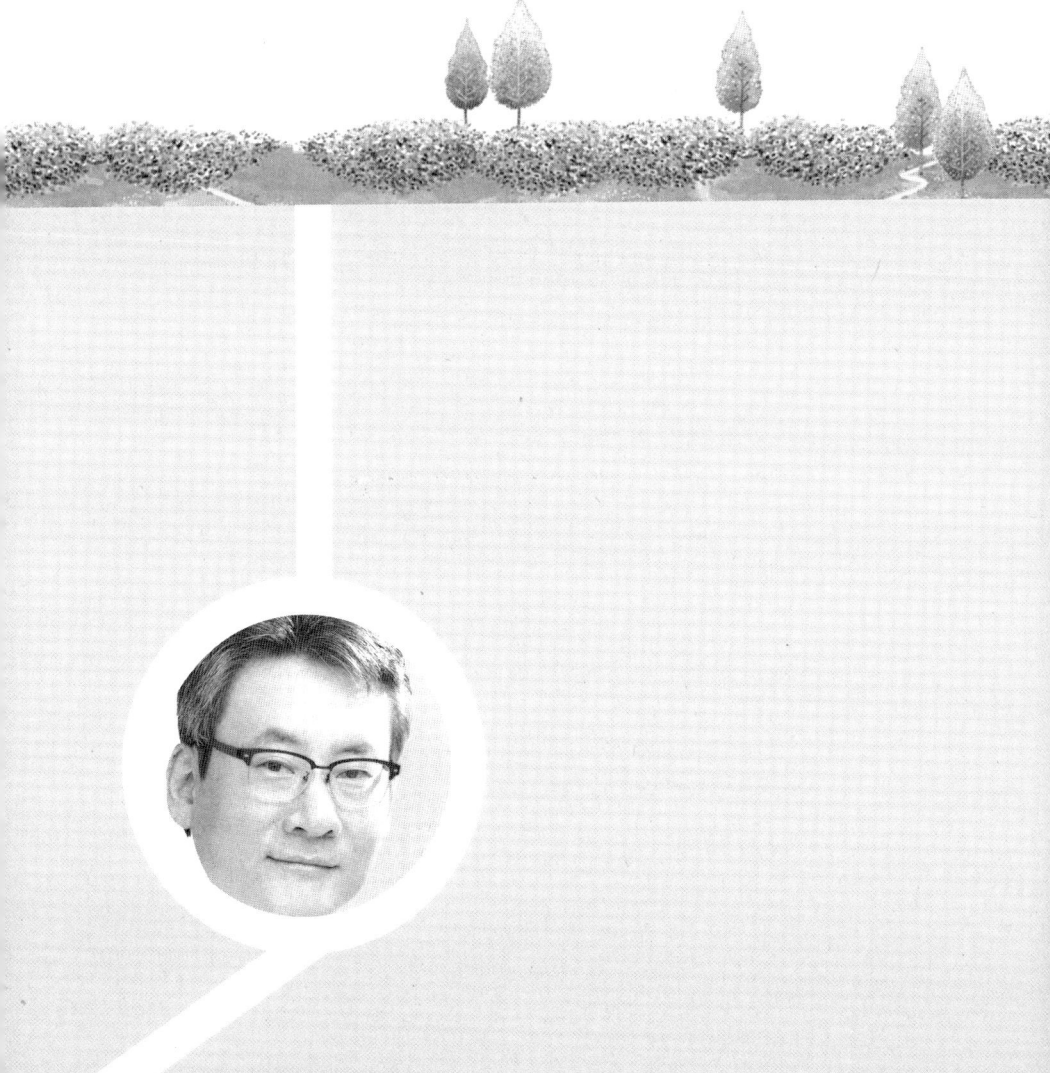

Chapter_ 10
통합의학

1. 내 기억 속의 두 환자

　필자는 건선, 간염보균, 아토피가 있는 만성병 환자였다. 현대의학이 처방해 준 약을 먹으면 이내 증상은 좋아졌지만 약을 끊으면 똑같이 재발하는 현상을 수십 차례 거듭하던 중 니시의학이라는 자연의학을 접했다. 니시의학은 약이나 주사를 쓰지 않고 식사와 생활습관 교정만으로 온갖 난치병을 치료하는 놀라운 의학으로, 니시의학의 최고 전문가인 일본의 와타나베 쇼 박사를 찾아가서 건강이 회복되었고 니시의학도 사사받았다. 그 후 만성병과 난치병을 앓는 이들을 위해 니시의학과 현대의학을 접목하여 치료하기 위해 '한일클리닉'이라는 통합의학전문 의원을 개원했다. 2003년 2월의 일이다.

　통합의학에 대한 확신을 가지고 설레는 마음으로 환자를 맞았지만, 통합의학 의사로서 환자를 처음 치료하기 때문에 긴장하지 않을 수 없었다. 첫 환자는 60대 중반의 간암 3기 남성이었다. 간에 생긴 악성 종양을 수술로 제거한 후 항암치료를 하기 전에 상담을 위해 찾아왔다. 그런 경우 항암제와 방사선치료로 고통스런 나날을 보내다가 암이 전이되어 대부분 사망한다. 환자도 그런 사실을 어느 정도 인지하고 '다른 가능성이 없을까?' 하는 마음으로 서울에서 부산까지 찾아온 것이다. 필자로서도 100% 장담할 수 없는 상태였다.

우선 성실하게 상담에 임했고, 신중하게 생각하던 환자는 통합의학을 해보기로 결정을 내렸다. 그는 병원에 한 달간 입원해서 치료를 받았다. 현대의학적인 치료와 함께 식이요법과 운동요법을 병행하면서 빠르게 회복되어 갔다. 하루가 다르게 몸의 컨디션이 좋아지고 있다는 것을 느낀 그는 2주가 지나면서부터 완치될 것이라는 강한 믿음을 가졌다.

병세가 완연한 얼굴로 찾아왔던 그는 아주 다른 사람처럼 변했다. 밝은 모습으로 병원 직원에게 먼저 인사를 건넸고, 상담을 하기 위해 찾아온 환자에게 이런저런 희망적인 경험담을 들려주기도 했다.

그의 회복과 변화는 의사인 필자에게도 너무 고마운 일이었고, 통합의학 의사의 길을 선택한 것이 옳았다는 생각을 하게 되었다. 그는 한 달 후 건강을 회복해 사회생활에 복귀하였다.

기억 속에 가장 아프게 남아 있는 환자가 한 명 있다. 현대의학 의사로 사는 것이 얼마나 희망이 없는지를 절감한 환자였다. 한 병원의 신경외과 과장으로 일할 때였는데, 유도를 하다가 머리를 다쳐 의식이 없는 상태로 병원에 온 열여덟 살 남학생을 만났다. 뇌를 싸고 있는 혈관이 파열되어 출혈을 일으킨 '뇌경막하출혈'로 당장 수술을 하지 않으면 생명이 위태로운 응급상황이었다. 큰 병원으로 이송하다가 잘못될 수 있을 만큼 위급했기 때문에 바로 수술을 할 수밖에 없었다.

그 상황에서는 최선의 선택이었다. 환자를 데리고 온 유도관 관장과 경찰관에게 상황을 설명하고 응급수술에 들어갔고, 수술은 성공적이었다. 환자는 수술 뒤 중환자실로 옮겼는데 문제는 그 뒤였다. 환자는 중환자실에서 병원 감염으로 폐렴을 얻었다. 온갖 세균의 배양실이라고 할 정도로 병원균이 많은 병원에서 면역력이 약한 환자는 종종 2차 감염에 노출된다. 불행하게도 폐렴에 걸린 환자는 산소 공급이 원활하지 못해 결국 식물인간이 되었다.

환자 가족의 슬픔은 엄청났고, 그 분노는 필자에게 집중되었다. 병원에서야 흔히 있는 일이지만 자식이 식물인간이 된 부모가 어찌 이성적일 수 있겠는가! 그런 상황을 이해하기에 그들의 비난을 고스란히 받았다. 의사가 최선을 다했는데도 환자가 잘못될 수 있다는 사실을 보호자에게 이해시키기에는 오늘날 의사와 환자의 불신은 너무 깊었다.

현대의학의 근본적인 문제와 한계로 인한 의사와 환자 간의 불신, 방어진료를 할 수밖에 없는 의료 현실 속에서 필자는 절망했다. 그 절망 속에서 헤어 나올 수 있었던 것이 니시의학을 만나면서부터이다. 필자의 기억 속에 남아 있는 두 환자, 통합의학으로 중병을 이겨낸 환자와 현대의학으로 최선을 다했지만 결국 식물

인간이 된 환자의 모습은 어쩌면 현대의학과 통합의학의 현실을 말해 주는 것인지도 모른다.

2. 현대의학의 한계

현대의학은 질병의 원인을 파악하기 위해 병적 현상에 초점을 맞추기 때문에 질병을 증상에 따라 진단하고 병에 따라 약을 획일적으로 처방한다. 즉 개인의 특성보다는 질병과 증상에만 매달려 동일한 처방과 치료가 이루어지는 것이다. 이처럼 '병자'는 보지 않고 '병'에만 매달리고, 병을 앓는 '인간'이 아니라 '질병'만을 중심으로 진단이 이루어지는 것이 현대의학의 현실이다.

사람마다 유전적 소인, 연령, 체력, 환경, 심리적 상태, 면역력, 약물대사능력 등이 다른데도 동일한 병명을 가진 수많은 환자가 천편일률적으로 치료를 받는다. 환자 개개인의 차이를 인정하지 않고 있기에 같은 치료를 받아도 효과를 보는 사람이 있는가 하면 부작용만 겪는 사람도 있다. 개인의 특성을 고려하지 않은 질병 중심의 획일적인 의학은 현대의학의 불확실성을 더욱 가중시키는 것이다.

질병 중심의 현대의학은 의료분화(醫療分化)의 특성을 갖고 있다. 우리 몸을 기관별로 세분화하고 임상적으로도 외과, 내과, 소아과, 산부인과, 안과, 피부과, 이비인후과, 비뇨기과 등으로 나누어 치료한다. 현대의학의 분과는 대략 30개 정도이고, 세부 분과는 수백 개에 이를 만큼 전문화되어 있다.

우리 몸을 더 정밀하게 분석하려는 현대의학은 해부학과 조직학을 발달시켰고, 생명과학 분야에서 세포와 유전자까지 훤하게 볼 수 있는 시스템도 갖추었다. 그러나 정작 중요한 '생명의 전체성'을 제대로 보지 못했다. 인체를 해부학적으로 접근해 병든 기관에만 집중하느라 '전체적 유기체'로서의 환자를 보지 못한 것이다. 우리 몸은 작은 부품을 조립하면 완성체가 되는 기계처럼 각 기관과 세포를 모두 조합하면 하나의 생명체가 되지는 않는다. 모든 부분을 합한 것 이상의 무엇이 바로 생명체이다. 인체는 스스로를 조직하고 조절하며, 각 부분이 서로 관계를 맺고 균형과 조화를 이루는 유기체이다. 이런 유기적 시스템, 즉 전체성이 있기에 살아 움직일 수 있는 것이다.

우리 몸은 머리부터 발끝까지 하나로 연결된 유기체이다. 따라서 어느 한 부위에 생긴 병의 원인은 반드시 그 부위에만 있는 것이 아니다. 고도로 전문화된 의료 시스템을 갖춘 현대의학은 우리 몸의 독립된 한 부분에만 집착하느라 생명체의 전체성을 무시했기 때문에 벽에 부딪혔다. 인체를 분절화해서 접근하는 현대의학은 어떤 상황이든 수치화하고 규격화해서 생물인 인간을 무생물처럼 대한다. 실제 임상검사에서 사용하는 지표도 모두 정량화되어 있고 가시화된 절대적인 수치를 기준으로 한다.

고혈압 진단을 예로 들자. 현대의학이 제시한 혈압 기준치 안에 있으면 건강한 것이고, 기준치를 벗어나면 위험하다는 경계를 분명하게 나누고 있다. 낯선 병원에서 검진을 앞두고 긴장한 탓에 잠시 혈압 수치가 정상보다 높게 나타나더라도 그 상황을 감안하지 않는다. 크게 심호흡을 하고 마음의 안정을 되찾아 다시 측정을 해보면 정상 수치로 돌아오는 경우도 있다. 그러나 진단하는 그 순간의 상태만 보고 규격화된 진단 결과를 적용해 '고혈압 환자'라고 단정해 버린다. 개인마다 키와 몸무게, 폐활량 등이 다르듯이 혈압 또한 개인차가 있는데 정해놓은 절대적인 기준치에 엄격하게 적용하는 것은 모순이다. 한 사람의 혈압도 언제 재느냐에 따라 다르고 하루에도 계속 변한다. 현대의학에서 말하는 숫자는 어디까지나 '표준치'이지 모든 사람의 '정상치'는 아닌 것이다. 표준 혈압을 초과해 고혈압 진단을 받고 건강하게 살아가는 사람도 많다.

비록 현대의학이 정한 기준 범위에 있지 않더라도 언제나 일정한 혈압 수치를 보이고 몸의 컨디션에 이상이 없다면 그 사람은 정상이다. 평균치와 좀 다르다고 해서 불안해하고 당장 약을 복용하는 것이 오히려 몸의 균형을 깨고 면역력을 저하시킬 수 있다. 현대의학은 규격화된 수치로 우리의 생명과 건강을 결정하고 있고, 그로 인해 여러 폐해를 양산하고 있다.

3. 현대의학의 과오

의학적 진단에서 의료 장비에 의한 검사 지표가 규격화되어 있다는 말은 현재의 검사 시스템으로 측정할 수 없는 질환의 경우 '이상이 없다'는 결론을 얻는다는 말이기도 하다. 환자는 분명 어떤 이상으로 고통을 호소하는데도 이상이 없다는 진단을 받는 경우를 말한다. 오늘날 많은 '원인불명성' 환자가 바로 그런 예다. 최첨단 의료 장비라고 해도 질병의 초기 전구 증상, 즉 병으로 나타나기 직전의 단계에서는 병의 상황을 제대로 알아낼 수 없는 경우가 많다. 아무리 발달된 진단 장비라고 해도 인체의 정교하고 미세한 메커니즘을 모두 밝힐 수는 없다. 현대의학 시스템으로 원인을 알 수 없는 경우는 대개 '신경성'이나 '스트레스성' 등의 병명을 얻는다. 특히 현대의학은 인체의 구조적 이상인 기질성 질환과 달리 기능성 질환의 진단에서는 많은 허점을 보였다.

현대의학의 질병관은 인체 기능의 변화는 구조의 변화 때문이라고 본다. 즉 위장 기능에 이상이 생기는 것은 그 위장의 구조에 변화가 있다는 시각이다. 코넬대학 의과대 교수이자 내과 전문의인 에릭 카셀(Eric J. Cassell)은 이렇게 말했다.

"한 환자가 요통을 호소하여 엑스레이를 촬영한다. 만약 엑스레이에서 탈출한 척추간판이나 다른 구조적 이상을 보이지 않는다면 이 환자는 아무 이상 없다는 설명만 듣게 될 것이다. 하지만 이 경우에는 분명 무언가 이상이 있음에 틀림없다. 그렇지 않다면 허리가 아프지는 않을 것이기 때문이다. 그런데 고전적 질병이론에 따르면 이 경우는 아무런 질병도 존재하지 않는다. 환자가 아무리 고통스러워하더라도 구조적 변화가 없다면 질병이라고 할 수 없기 때문이다."

그동안 구조적 변화를 찾는 진단법에만 매달린 현대의학이 실제 환자의 고통을 헤아리는 데 얼마나 모호했는지를 지적한 말이다.

현대의학이 첨단과학 장비와 지표를 이용하여 검사하고 진단하므로 정확할 것이라는 생각 또한 잘못되었다. 높은 오진율을 보면 알 수 있다. 예를 들어 현대의학의 메카라는 미국의 암 진단 오진율이 44%에 이른다. 미국 루이지애나주립대학 연구팀이 암환자 250명을 대상으로 사망 전 진단명을 비교한 결과, 111명이 암이 아니었거나 진단 부위가 잘못된 것으로 나타났다. 과학기술을 이용해 아무리 인체를 낱낱이 해부해 각 장기의 기능을 완벽하게 이해한다고 해도 그것만으로 우리 몸의 전체적 기능을 이해할 수는 없다. 각 장기 간의 작용관계와 마음의 작용에 대해서도 통찰해야 비로소 인체에 대한 전체적이고 올바른 이해가 가능하다. 질병의 부분만을 분자생물학적으로 접근해서는 결코 '전체적 유기체'로서의 인간을 제대로 이해할 수 없는 것이다. 그러나 눈에 보이는 세계에만 매달려온 현대의학은 가시적인 진단법과 치료법을 선호한다.

병의 원인은 몸에만 있는 것이 아니다. 오히려 보이지 않는 마음이 스트레스에 시달릴 때 생기는 병이 더 많다. 그러나 현대의학의 치료법은 보이는 물질과 몸, 그리고 병든 기관에만 집착한다. 보이지 않는 세계의 존재를 놓쳐버린 현대의학이 질병을 제대로 치료하지 못하는 것은 당연한 결과다. 물질론적 사고방식에 기초를 두고 발전한 결과 커다란 한계에 부딪친 것이다. 이것이 바로 우리 모두가 절대적으로 믿고 있는 현대의학의 명백한 한계이다. 최근 현대의학은 인체를 기계적으로 접근한 데카르트적인 생명관의 한계를 시인하고 생명체의 유기적 관계를 인정하려는 움직임을 보이고 있다. 그러나 서양의학이 태어난 뿌리가 분석적 기계론적 환원주의와 심신이원론이기에 그 틀에서 크게 벗어나지 못하고 있는 실정이다.

4. 현대의학의 부작용

약은 본래 질병을 치유하고 예방하는 데 쓰는 인간에게 유용한 물질이다. 19세기 전까지는 가공하지 않은 생약을 쓰다가 과학이 발달하면서 특정한 유효성분만을 추출해 약으로 만들었다. 현대의약은 2세기 동안 발전을 거듭하면서 약의 종류도 무수히 많아졌다. 2014년을 기준으로 국내에서 유통하는 의약품은 대략 4만여 종이다. 세계보건기구(WHO)가 간행한 '필수 의약품 목록'에 실려 있는 효능 물질의 종류가 325종인 것에 비하면 엄청나게 많은 약이 유통되고 있는 셈이다.

약은 '양날의 칼'처럼 유용성과 위험성을 동시에 갖고 있다. 질병을 치유하는 본래 역할대로 약이 인류에게 준 가장 큰 혜택은 전염병의 공포에서 어느 정도 벗어나게 했다는 것이다. 약의 발전에 힘입어 현대의학은 세균이 인체에 침입해 일으키는 감염성 질환에서 큰 성과를 낳았다. 현대의학의 발달사에서 약이 차지하는 역할이 커지면서 '병은 약으로 고친다.'는 정형화된 의료방식이 뿌리를 내렸다.

그러나 역설적이게도 이 고정관념이 오늘날 치유를 오히려 방해하고 '약으로 오히려 병을 얻는' 약원병(藥原病)을 부추기는 요인이 되었다. 우리 사회가 약에 대한 의존도가 높아지면서 인간의 자연치유력은 약화되었고, 약물남용이 만든 공포의 내성균이 등장해 생명을 위협하는 등의 부작용 피해를 낳고 있다. '야누스의 두 얼굴'처럼 유용성과 위험성을 동시에 가진 약이 우리 몸에서 약효를 낸다는 것은 기본적으로 '독' 작용이 있다는 말이다. 그래서 '약은 곧 독'이라는 말이 나오는 것이다.

약으로 쓰는 어떤 물질이 병원균이나 종양세포, 기능을 잃어가는 장기 등에 강력하게 작용하면서 인체 전반에 전혀 부작용이 없기를 기대하는 것은 모순이다. 치료 작용이 있으면 그에 상응하는 부작용이 있는 것이 약의 속성이다. 세상에 부작용이 없는 약은 없다는 말이다. 중세의 약리학자이자 약물학의 아버지라 불리는 파라셀수스(Paracelsus)도 "모든 약은 독이다. 다만 사용량이 문제일 뿐 독성이 없는 약은 없다."고 했다. 약물요법은 약의 부작용이 치료 효과에 비해 어느 정도인지를 비교해 이용할지 말지를 결정하는 것이다.

　약으로 인한 부작용 피해는 약의 역사와 함께 시작되었다. 인류사와 함께 한 약해(藥害) 사건을 알아보자. 1928년 '트로트라스트'라는 방사선 조영제가 장이나 비장, 림프절의 방사선 촬영에 처음으로 사용되었다. 이 약물은 19년 후에 적은 양으로도 암을 일으킨다는 사실이 밝혀져 세상을 놀라게 했다.

　1937년에는 항생제 '설파닐아마이드'의 부작용으로 100명 이상이 신부전증을 일으켜 사망하기도 했고, 1950년대에는 항생제 '클로람페니콜'의 부작용으로 많은 재생불량성 빈혈 환자가 발생하기도 했다. 1957년 독일에서 개발되어 임산부의 입덧 진정제로 사용된 '탈리도마이드'는 1950~1960년대 세계 48개국에서 1만 명 이상의 기형아를 출산시키면서 인류 역사상 가장 악명을 떨쳤다. 혈액순환 억제기능이 있는 이 약물을 복용한 임산부가 팔다리가 짧거나 아예 없는 기형아를 출산해 사용을 금지한 공포의 약물이다. 이 충격적인 사건을 계기로 의학계는 약물 부작용에 대해 본격적인 관심을 가졌다. 모든 약은 체내 대사와 흡수 과정에서 예기치 못한 부작용을 유발할 수 있다는 사실을 인식한 것이다. 1962년에는 '트리파라놀'이라는 고지혈증 치료제가 백내장을 비롯한 많은 부작용을 일으킨다는 사실이 밝혀져 시장에서 회수되기도 했다.

그동안 알려진 약의 대표적인 부작용 피해를 보면 항생제의 시초인 페니실린 과민반응으로 인한 쇼크사, 테라마이신이 함유된 테트라사이클린계 항생제에 의한 치아 변색, 여성 호르몬제에 의한 암, 스테로이드제에 의한 부신기능 저하와 쿠싱증후군 등이 있다. 항히스타민제에 의한 졸림과 운동신경 둔화, 항생제에 의한 강력한 내성균 등장, 진통제에 의한 위장 자극과 혈액순환 장애, 위산분비 억제제에 의한 노화 촉진, 혈압약에 의한 성기능 장애, 당뇨약에 의한 지질축적과 동맥경화도 있다. 이밖에 항암제에 의한 면역기능 저하와 발암, 신경안정제에 의한 심각한 약물중독, 장내살균제인 키노홀룸에 의한 스모병과 협심증, 심장관상동맥확장제에 의한 간 이상과 백혈구 증대, 교감신경억제제의 일종인 리절핀계 강압제에 의한 유방암, 심부전약인 디기탈리스 배당체에 의한 시각 장애, 혈전용해제 헤파린에 의한 혈액응고 장애, 마취제 할로탄과 결핵약 아이소나이아지드에 의한 간 이상, 갑상선질환제와 철분제에 의한 위장장애, 간질치료제에 의한 기억력 감퇴, 고지혈증치료제에 의한 근육통, 기관지 확장제에 의한 기관지 염증과 폐렴 등 약의 부작용 사례는 셀 수 없이 많다.

오늘날 꿈의 신약이라 불리는 첨단 신약 역시 예외 없다. 미국 식품의약국(FDA)은 2004년 머크사의 관절염 치료제 '바이옥스'를 복용한 2만 7000여 명이 심장질환을 일으켜 일부 사망한 것으로 추정한다고 발표했다. 이 약은 아스피린을 장기간 복용할 경우 생기는 위장장애를 없애는 '슈퍼 아스피린'으로 불리며 찬사를 받았지만 더 심각한 부작용이 밝혀지면서 세계시장에서 회수되었다.

이 외에도 해열진통제 '설피린'은 쇼크로 최악의 경우 사망까지, 알레르기성 비염 환자에게 처방되는 항히스타민제인 '테르페나딘'은 심장부정맥을 일으킬 수 있는 것으로 밝혀져 2004년 판매가 중지되었다. 이렇듯 안전한 약품이라고 시판되던 약이 뒤늦게 부작용이 알려지면서 사라진 예는 무수히 많다.

최첨단 과학을 동원해 화려하게 등장한 신약의 부작용 사례는 여기서 그치지 않는다. 우울증을 치료하는 획기적인 신약으로 해피메이커 시대를 연 약물 가운데 하나인 화이자의 항우울제 '졸로푸트'를 복용해온 소년이 잠자던 조부모를 총으로 살해하는 끔찍한 사건이 벌어졌다. 그 뒤 미국과 영국의 보건 당국은 졸로푸트를 비롯한 선택적 세로토닌 재흡수 억제제(SSRI) 계열 항우울제가 폭력성을 증가시키고 자살을 부추긴다는 연구결과를 내놓았다. 행복이란 감정도 약으로 만들 수 있다며 주목받은 신약이기에 적잖은 충격을 주었다. 전 세계적인 관심을 모았던 발기부전치료제 비아그라도 심장이 약한 사람을 죽음으로 내몰 수 있는 부작용이 밝혀졌고, 시판 7개월 만에 미국에서 130명의 사망자를 내는 피해를 낳았다.

제약사는 임상시험을 거쳐 승인을 받은 후 신약을 시판한다. 그럼에도 시판 후에 여러 부작용이 드러나는 것은 임상시험의 한계 때문이다. 현재 신약의 임상시험은 어린이나 노인, 임산부, 여러 질환을 동시에 갖고 있는 환자 등 다양한 계층을 고려하지 않고 있고, 부작용 여부를 지켜보는 관찰기간도 충분하지 않다. 약을 장기간 먹을 경우 나타나는 부작용 등을 제대로 알 수 없는 상황이기에 시판 전에 부작용을 제대로 찾아내기 힘들다. 신약이 시판되고 그 유해성을 발견하기까지는 보통 3~7년 이상의 기간이 소요된다. 그리고 미국식품의약국이 새로운 약에 경고문을 붙이거나 시판을 금지할지 결정하는 데 걸리는 시간은 평균 7년이 소요된다. 이 말은 신약이 나오고 7년 전에 이용하는 것은 위험성이 크다는 것이다. 생명이 위급한 상황이 아니라면, 신약으로 모험을 하는 일은 가능한 피해야 할 것이다.

평생 약을 달고 살아야 하는 만성질환자가 급증한 것도 오늘날 약 부작용이 심해지는 이유 중 하나다. 위험성을 감안해 아주 신중하게 사용해야 하는 약을 너무 쉽게 이용하고 있고, 만성병의 증상 완화를 위해 계속 이용하면서 부작용 천국을 더욱 부채질하고 있다. 어떤 약도 장기간 먹는 것은 위험하다. 오래 먹어야 하는 약이라고 해서 오랜 기간 임상시험을 하지 않기 때문에 장기 복용 의약품은 대개 임상시험 단계에서부터 안전성이 결여되어 있다고 보아야 한다. 설령 아주 오랜 기간 임상시험을 거친 약이 등장한다고 해도 장기간 약을 먹는 것은 여러모로 우리 몸에 악영향을 준다.

약은 간에서 대사과정을 거쳐 혈관을 통해 온몸으로 이동하고 목표물에 가서 약효를 낸 후 남은 찌꺼기는 배출된다. 그러나 약 성분이 100% 몸 밖으로 배출되는 것은 아니다. 아무리 안전한 약이라고 하더라도 약물을 장기간 또는 과다 복용하면 체내에 쌓이고 시간이 흐르면서 예기치 못한 부작용이 나타난다. 약물의 장기 복용은 특히 간을 훼손시키는 원인이 된다. 복용한 약물을 체내에서 대사 처리하는 기관은 간이다. 우리 몸의 화학공장이자 해독공장의 역할을 하는 간을 장기간에 걸쳐 혹사시킨다면 약화될 수밖에 없다.

뿐만 아니라 약 성분의 배출기능을 맡은 신장에도 악영향을 미치므로 간, 신장, 위장이 약한 이들은 특히 장기간 약물 복용을 피해야 한다. 약물의 장기 복용이 미치는 악영향은 특정 기관이나 장기에만 국한된 것이 아니라 우리 몸 전반에 악 영향을 미치고 면역력을 약화시킨다. 그런데도 오늘날 문제가 되는 만성병은 약을 계속 먹어야 하는 경우가 대부분이다. 만성병으로 증상완화제를 달고 사는 이들에게 약물 부작용은 예견된 비극이나 다름없는 셈이다.

오늘날 병원에서는 약 처방을 할 때 여러 약을 함께 사용하는 '다제 병용요법'을 주를 쓴다. 단순한 고혈압의 경우에도 몇 가지 약을 같이 쓰는 것이 보통이다. 치료 효과를 보강하기 위한 것도 있고, 처방하는 약으로 생길 수 있는 부작용을 막기 위해 또 다른 약을 쓰기도 한다. 이를테면 통증완화를 위해 처방하는 진통제가 위장장애를 일으킬 수 있기 때문에 속쓰림을 억제하는 제산제를 함께 처방한다. 한 가지 약물의 부작용을 막기 위해 또 다른 부작용의 위험이 있는 약을 함께 쓰면서 약해의 위험성은 더더욱 커지고 있다.

5. 대체의학의 한계

현대의학의 문제점들 때문에 막연히 대체의학을 찾는 사람이 많다. 그러나 현대의학에 문제점이 있듯 대체의학도 만능은 아니다. 대체의학 역시 부작용이 있을 수 있고, 현대의학에 비해 효과가 나타나는 기간이 오래 걸리는 경우도 많다. 현대의학으로 간단히 치료할 수 있는 병인데 대체의학만을 고집하여 오히려 치료기간이 장기화되는 환자도 드물지 않게 본다.

우리나라에는 민간요법을 비롯하여 대체의학이 오래전부터 성행했던 까닭에 전국 각지에 유명한 대체의학자가 수두룩하다. 이들 대부분이 현대의학을 싸잡아 비난하며 현대의학을 멀리하도록 유도하기 때문에 우수한 현대의학적 치료의 혜택을 놓쳐버리는 경우도 있다. 대체의학을 터부시하는 일반 의사만큼이나 현대의학을 비난하는 대체의학자 역시 어느 한 가지 의학에만 매진하는 것은 현명하지 못하다. 양방이든, 한방이든, 대체의학이든, 저마다 장단점이 있기 마련이다. 이러한 특성을 잘 살펴서 병행치료를 하면 치료효과는 높이고 부작용을 줄일 수 있을 것이다.

6. 자연의학

우리 몸의 자연치유력을 북돋아 일체 외부에서 약이나 주사를 쓰지 않고 치유하는 방법을 자연의학이라고 한다. 인도의 '아유르베다', '일본의 니시의학', 독일계 미국인이 창시한 '거슨요법', 인산 김일훈 선생의 '인산요법' 등이 모두 자연의학이다.

자연의학은 가능하면 주사나 약을 쓰지 않고, 우리 몸이 가지고 있는 자연치유력을 회복시켜서 우리 몸의 면역만으로 질병을 퇴치하고 이겨낸다. 인산요법, 거슨요법, 아유르베다 등에 모두 장단점이 있겠지만, 그 가운데 니시의학은 우리나라 사람의 운동요법이나 식생활 등과 아주 흡사하기 때문에 우리에게 가장 적합한 자연의학이다. 암 치료나 성인병 치료 같은 모든 생활습관병 치료에 니시의학을 활용하면 많은 도움을 받을 수 있다.

7. 위험한 의학 현명한 치료

필자는 의사이면서 동시에 제대로 치유되지 않는 만성병을 가진 환자였다. 환자 앞에서 무기력한 의사로서의 자괴감, 그리고 자신의 병도 제대로 치유하지 못하는 의사로서의 무력감으로 방황하다가 결국 2002년 봄, 다니던 종합병원에 사직서를 냈다.

병원을 그만둔 뒤 예전부터 관심을 가졌던 대체의학을 본격적으로 공부하면서 니시의학을 알게 되었다. 약을 전혀 쓰지 않고 식사와 생활습관을 교정해서 난치병을 치유시킨다는 사실에 처음에는 황당했다. 그러나 현대의학으로도 낫지 않던 건선과 아토피가 니시의학으로 치유되고 나서는 본격적으로 니시의학을 배우고 치료에 도입하면서 자연의학자의 길로 접어들었다.

건강을 위해 사지, 영양, 피부, 정신이 조화를 이루어야 한다고 강조하는 니시의학을 비롯한 자연의학은 오늘날 '대체의학'이라는 말로 통용되기도 한다. 대체의학이란 현대의학이 해결하지 못한 한계점을 보완 대체할 수 있는 의학인데 이러한 대체의학은 대부분 자연의학에 뿌리를 두고 있다.

세계보건기구는 세계의 질병 인구 가운데 60% 이상이 자연의학으로 치료를 하고 있다고 발표했다. 미국의 전체 질병 인구 중 40% 이상이 자연의학으로 치료받고 있고, 독일 또한 현대의학자의 90%가 자연의학을 병행하고 있다고 한다. 이러한 자연의학의 치료 효과를 높이기 위해서는 다음과 같이 현명하게 대처해야 한다.

첫째, 무엇보다 자신의 질병에 대해 제대로 이해한 다음 자신의 병에 잘 맞는 치료법을 선택하는 안목이 필요하다. 자연의학을 비롯한 대체의학은 대부분의 만성병에 효과적이다. 둘째, 환자나 보호자가 우선 자료를 모아서 스스로 공부를 하는 것이 좋다. 셋째, 자신의 질환에 잘 맞는지, 위험요소는 없는지, 부작용이 없는 안전한 방법인지를 점검해야 한다. 넷째, 해당 분야 치료사의 전문성도 알아 봐야 한다. 다섯째, 자연요법 치료사를 결정할 때는 우선 상담부터 해보고 판단하는 것이 좋다. 끝으로, 신중하게 자연의학을 선택해 치료에 들어갈 때는 긍정적인 마음을 갖고 몸의 변화를 스스로 잘 점검하면서 치료에 임해야 한다.

8. 통합의학

흔히 양방과 한방의 통합이라고 해서 현대의학과 한의학의 일원화 문제로 통합의학을 생각하는데, 실제 통합의학은 현대의학과 한의학뿐만 아니라 자연의학, 기능의학, 심신의학, 영양의학 등 모든 방법을 총동원해서 질병을 치유하고자 하는 노력을 포괄하는 개념이다. 그렇지만 통합의학은 모든 요법을 여과 없이 시행하는 것이 아니라, 과학적으로 근거가 있는 요법만을 채택한다. 그리하여 현대의학을 기본으로 하여 다른 의학들 중에서 근거가 있는 요법을 병행치료 하면서 현대의학적 치료의 부작용은 줄이고, 치료 효과는 올리려는 포괄적인 시도다.

독일을 비롯한 유럽에서는 수십 년 전부터 시행되었고, 미국 등에서도 통합의학에 대한 관심이 증폭되어 여러 대학에 통합의학센터가 개설되고 있다. 우리나라에서도 전국 의과대학 교육과

정에 통합의학과목이 개설되어 있으며, 부산대학병원을 비롯하여 전국 6개 대학병원에서 통합의학센터를 운영하고 있다. 대구와 장흥에는 국가적 차원으로 통합의학센터를 준비 중에 있다. 그럼에도 불구하고 대부분의 국민이 통합의학에 대해 잘 모르고 생소하기 때문에 치료에 제대로 활용되기까지는 오랜 시간이 필요할 것 같다.

9. 통합 암 치료

암환자를 진료하다 보면 이 환자는 미리 통합의학 치료를 했더라면 하는 생각이 들 때가 적지 않다. 기존 암 치료는 수술, 항암치료, 방사선치료 등 표준치료 외에 영양요법 정도가 추가되지만, 환자에게 필요한 요법은 한두 가지가 아니다. 표준치료로 환자가 겪는 컨디션의 저하, 영양불균형, 면역저하, 심리적 상처 등 의료인이 조절해야 할 부분이 엄청나게 많다. 그렇지만 일반적으로 이러한 문제는 환자나 가족의 몫으로 남겨지고, 의료지식이 부족한 환자와 가족은 사이비 유사의료에 현혹되기 일쑤이다. 그 결과 과학적으로 검증되지 않은 요법이나 건강보조식품에 거액을 탕진하고, 표준치료의 효과를 방해하거나 적절한 치료시기를 놓치는 등 부작용은 이루 말로 다하지 못할 지경이다.

통합의학은 수술, 항암치료, 방사선치료 등 현대의학적 암 치료를 기본으로 하면서 과학적으로 검증된 한방요법, 대체요법, 보완요법, 심신요법들을 병행하는 의학이다. 현대의학적 치료를 방해하지 않으면서 치료 효과를 극대화시키고 부작용을 최소화시킬 수 있는 요법을 선택한다. 비록 이중맹검법으로 검증되지 않았다 하더라도 수많은 논문을 통해 치료효과가 비교 검토되었으며, 오랜 세월 임상경험으로 그 효과가 입증된 치료법들이다.

수술이나 항암치료, 방사선치료는 다니던 병원에서 계속 받고, 그 병원에서 다뤄지지 않는 식이요법, 운동요법, 마음요법, 예술치료 같은 것은 통합의학센터에 방문하여 병행 치료하는 것이다. 치료성적이 제한적일 수밖에 없는 현대의학적 치료에다 통합의학적 치료를 병행함으로써 재발과 전이도 막을 수 있고, 치료 효과도 좋아질 수 있다. 더군다나 독일을 비롯한 유럽과 미국 등에서는 널리 시행되고 있는 의학이므로 치료에 적극 활용하면 큰 도움이 될 것이다.

10. 통합 암 치료 로드맵

현대의학적인 암 표준치료는 수술, 항암치료, 방사선치료이며, 이 표준치료는 표준화되어 있다. 그래서 서울의 큰 병원이든, 지방의 중소병원이든 암에 대한 치료 계획은 거의 비슷하다. 물론 의사마다 경험의 차이가 있고 병원마다 장비와 시설의 차이는 있겠지만, 암의 진행 정도에 따른 치료 계획은 어느 의료기관이든 거의 비슷하다.

그렇지만 통합 암 치료는 표준화되어 있지 않기 때문에 병원과 의사마다 치료 계획이 대부분 상이하다. 암환자가 통합의학 의료기관을 두세 군데 방문해보면 병원마다 치료 계획에서 큰 차이가 나기 때문에 도대체 어떤 것이 올바른 치료인지 헷갈리며, 결과적으로 통합 암 치료를 불신하기 쉽다. 따라서 통합 암 치료의 표준화가 필요했다.

우리가 낯선 지역을 방문하더라도 제대로 된 지도만 있다면 큰 어려움 없이 관광을 할 수 있지만, 지도가 없다면 우왕좌왕할 수밖에 없을 것이다. 암 역시 마찬가지다. 암 치료에 대한 의료지식이나 암에 대한 정보가 없다면 어떻게 치료해야 할지 막막할 것이다. 물론 현대의학적인 치료는 주치의의 계획대로 따르면 된다. 하지만 일반적으로 암 병원에서는 수술, 항암치료, 방사선치료 이외의 식이, 운동, 생활습관 등 통합의학적 문제에 대해서는 신경 쓰지 않기 때문에 정확한 정보가 없는 환자와 가족은 쉽게 풍문에 휩쓸리는 것이다. 따라서 정확한 통합 암 치료에 대한 가이드가 필요했으며, 필자는 외국에서 배운 지식과 15년간의 암 치료 경험을 살려서 암의 단계에 따라 효율적으로 치료할 수 있도록 '통합 암 치료 로드맵'을 만들었다.

통합 암 치료 로드맵은 암의 치료 경과에 따라 수술 전 단계,

수술 후 단계, 항암치료 단계, 방사선치료 단계, 항암치료 종결 후 단계, 관리 단계로 나누었다. 특히 수술 직후부터 항암이나 방사선치료가 종결된 2개월 후까지의 시기는 얼마나 제대로 관리하는가에 따라 앞으로의 예후에 큰 영향을 미치기 때문에 '골든타임'으로 명명하고 세분화하였다.

골든타임 1단계는 수술 후부터 항암치료 시작 전까지이며, 2단계는 항암치료 기간, 3단계는 항암치료 종결 후 2개월 동안의 기간이다. 그리고 골든타임 2단계를 1주차, 2주차, 3주차로 나누어서 각 기간에 적합한 치료와 요법을 구분하여 설명하였다.

통합 암 치료 로드맵

준비단계		1단계	2단계			3단계	관리단계
	수술 직전 시기	수술 후~항암치료 전	1주차	2주차	3주차	항암치료 종결 후 2개월	치료 종결 후
식사	준비식	현미밥	항암치료 첫 주 영양식	항암치료 둘째 주 회복식	항암치료 셋째 주 영양식	현미밥	현미밥
면역죠스	비타민 C 제외	해독주스 하루 3회	해독주스 하루 3회	해독주스 하루 3회	해독주스 하루 3~6회	해독주스 하루 3회	해독주스 하루 2회, 바나나 제외
운동	근력증강운동 30~50분	유산소운동 걷기·달리기 30분	실내 걷기	산책	등산	등산/근력증강운동	등산/근력증강운동
기체조	60분	부산호흡	부산호흡	15분	30분	50분	60분
주사	붕어, 모란, 헝스, 미진드, 발목	모란, 발목	모란, 발목	모란, 미진드, 발목	붕어, 모란, 미진드, 발목	붕어, 모란, 미진드, 발목	붕어, 모란, 헝스, 미진드, 발목
약/건식	아미노산제제 주 2~3회 정맥주사	아미노산수액제 주 3회 정맥주사	셀레늄, 마이너스, 라빅페일 주 2~3회, 티모신 주 2회	셀레늄, 급투레치온 주 2회 파비하 또는 티모신 주 2회	티모신 주 2회 파비하 또는 근육 주사	비타민 C와 킬레이션 주 2회 정맥주사	미슬토 주 3회, 킬레이션 주 1회
고주파치료	셀레늄 주 1회	흉소부항과 하루 3회	흉소화제 하루 2회	비타민 C와 셀레늄	셀레늄과 비타민, 흉소화제 항산화제	셀레늄과 비타민C, 항산화제와 종합영양제	필요에 따라
면역치료	-	-	면역세포치료	-	-	-	-
커피관장	주 2~3회	주 2회	주 2회	주 2~3회	주 2회	주 2회	-
목욕	하루 6회	하루 3회	하루 3회	하루 3회	하루 6회	하루 6회 이상	하루 2회 이상
쑥뜸	냉온욕 하루 15회	냉온욕 하루 15회	반신욕이나 족욕 취침 전 30분	냉온욕 하루 15회	냉온욕 하루 15회	냉온욕 하루 15회	냉온욕 하루 15회
병원 방문	하루 1회	하루 1회	-	격일	하루 1회	월 1회	월 2회
검사	통합의학검사 유전자검사	기분검사	임원	임원	임원	임원 or 매일 통원	통합의학검사 유전자검사
진료	주 2회	주 2회	매일	매일	매일	주 1회	월 1회

에필로그 | 최적의 건강을 유지하는 니시의학

현대를 반건강의 시대라고 일컫는다. 의학이 진보하면 할수록 서양의학에 대한 불신은 더욱 높아간다. 건강에 대한 관심이 지금만큼 많았던 때도 없었다. 컴퓨터의 보급으로 모든 것이 빠르게 돌아가는 사회에서 스트레스는 더욱 늘어간다. 또한 앞날에 대한 불안한 전망 등은 건강에 대한 관심을 더욱 더 부추긴다. 이러한 상황에서 건강법이 유행하고 있지만 어느 것이 정말로 유효한 방법인지, 무엇이 바른 영양학인지 알기 어려운 것이 현실이다.

단순한 칼로리 위주의 영양학은 확실히 재평가되고 있지만, 약에 대한 신앙은 아직도 뿌리 깊다. 환자는 언제나 손쉬운 치료방법을 바라기 때문이다. 고령화 사회가 되면서 성인병이 계속 늘고 있고, 심지어는 아이들 사이에서도 성인병이 증가하고 있다. 당뇨병, 고혈압, 동맥경화, 위궤양, 신장병, 자율신경 실조증 등이 아이들에게서도 보일 정도니 심상치가 않다.

필자는 의과대학에서 서양의학을 배워 20여 년간 서양의학의 최전선에서 활동했지만, 후에 알게 된 니시의학이야말로 인간의 건강을 유지하는 최고의 방법이라는 것을 확신하고 니시의학을 실행하는 클리닉을 개원했다. 경영에 실패하여 다시 종합병원에 들어가 현대의학과 니시의학의 병행 치료를 하면서 암을 비롯한 여러 난치병 환자를 접했고, 이들의 효과적인 치료를 위해 다양한 치료방법을 공부하여 명실상부한 통합의학자가 되었다.

우리의 몸속에 본래 갖추어져 있는 자연치유력을 최대한 이용하여 그 능력을 높이면 병은 물러가고 대개의 병은 나아버린다. 현대의학과 니시의학의 근본적인 차이는 다음과 같다. 서양의학은 몸에 나타나는 증상을 병으로 간주하여 눌러야 할 '적(敵)'이라고 생각한다. 그러므로 그 치료에 부작용이 다소 있더라도 적을 물리칠 힘만 있으면 된다고 해서, 이른바 '독으로서 독을 제어한다'는 정신으로 대처한다. 그러나 니시의학은 생각을 달리한다. 증상은 몸이 병을 고치려고 하는 자연의 요법인 것이다. 서양에서도 이러한 생각을 가지고 있었는데, 영국 의사 토마스 시드남은 "질병이란 유해한 소인을 축출하기 위하여 자연이 채용하는 방법이다."고 말했다. 이것은 니시의학의 생각과 꼭 같다. 즉 병은 외부로부터 들어오는 병원균이나 유해한 화학물질의 독소, 그리고 내부에서 발생한 독소 등을 배제하기 위하여 우리 몸이 자연스럽게 보이는 반응이므로 겁낼 필요는 없다. 물론 우리 몸의 자연치유력이 약하면 병에 패배할 수는 있다. 그러나 니시의학에 따라서 바른 건강법을 실천하고 있으면 병은 오지 않으며, 병에 걸려도 반드시 낫는다.

물려받은 유전정보를 가지고 도달할 수 있는 최선의 건강이 바로 최적의 건강이다. 물론 하루도 빠지지 않고 술을 마셔도 천수를 누리는 사람이 있는가 하면, 나름대로 열심히 관리하는데도 단명하는 사람이 있다. 하지만 타고난 건강 유전정보를 기본으로 해서 관리를 얼마나 잘하느냐에 따라서 얼마든지 건강하게 장수할 수 있다.

최적 건강을 성취하는 방법은 매우 광범위한 분야이므로 보통 사람은 주어진 시간과 여건이 여의치 않아서 아무리 열심히 공부해도 체계적으로 이해하기 어렵다. 이럴 때 유용한 정보가 바로 니시의학이다. 니시의학은 마음관리, 식사관리, 운동관리, 생활습관관리와 몇 가지 해독요법을 포함하고 있으며, 누구나 실천 가능한 쉬운 요법이다. 질병이 있든 없든 니시의학에서 제시된 방법을 실천하기만 하면 최적의 건강을 유지할 수 있으며, 질병을 예방하거나 치료할 수도 있다. 니시의학을 통해 건강과 질병 치유라는 두 마리 토끼를 모두 잡길 기원한다.

약이 필요 없다!
내 몸의 자연치유 니시의학

2015년 1월 10일 1판 1쇄 인쇄
2015년 1월 15일 1판 1쇄 발행
2016년 10월 10일 2판 1쇄 발행

지은이   김진목
펴낸이   조재성
펴낸곳   서현사

등록 2002년 8월 14일 제03-01392호
주소 경기도 고양시 일산동구 중앙로 1055번지 레이크하임 206호
전화 031-919-6643
팩스 031-912-6643

ISBN 978-89-94044-88-0 03510
값 15,000원

저자와의 협의하에 인지는 생략합니다.
잘못 만들어진 책은 구입하신 서점에서 바꾸어 드립니다.
이 책은 저작권법에 따라 보호받는 저작물이므로 무단 전재와 복제를 금하며,
내용의 전부 또는 일부를 이용하려면 저작권자와 서현사의 서면 동의를 받아야 합니다.